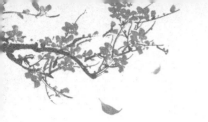

袁成民 ◎ 编著

袁成氏辨病雜談

山东城市出版传媒集团·济南出版社

图书在版编目（CIP）数据

袁成民辨病杂谈 / 袁成民编著. -- 济南：济南出
版社，2022.1
　ISBN 978-7-5488-4950-6

　Ⅰ.①袁… Ⅱ.①袁… Ⅲ.①辨证论治 Ⅳ.①R241

中国版本图书馆CIP数据核字(2022)第007300号

袁成民辨病杂谈

出 版 人	田俊林
图书策划	郭　锐
责任编辑	侯建辉
装帧设计	曹晶晶
书名题字	荆向海
出版发行	济南出版社
社　　址	山东省济南市二环南路1号（250002）
编辑热线	0531-82056181
印　　刷	济南龙玺印刷有限公司
版　　次	2022年5月第1版
印　　次	2022年5月第1次印刷
成品尺寸	170mm×240mm　16开
印　　张	9.25
字　　数	130千
印　　数	1—3000册
定　　价	68.00元

（济南版图书，如有印装错误，请与出版社联系调换。联系电话：0531-86131736）

序

  中国医药学是一个伟大的宝库，具有灿烂悠久的历史。几千年来在和疾病做斗争的过程中，中医人守正创新，代代传承，积累了丰富的经验，留下了众多的医案医话。

  成民是我的学生，善于学习，勤于实践，乐于总结。自他所著《寒症的治疗与预防》（译著）《养肝护肝那些事》《袁成民方剂临证心得》问世以来，得到众多中医临床医生和广大患者的称赞。他不仅擅长传染病及肝病的治疗，而且对中医经典著作亦有独到见解，见证施方亦得心应手。

  庚子年初暴发新冠肺炎疫情以来，成民不囿于既往治疗瘟疫传统理论和方药，辨证求因，因证施方，能够根据新冠肺炎特有的临床特点，在疫情的早期提出了"寒湿疫"的概念，并将桂枝汤、小青龙汤、麻黄附子细辛汤、四逆汤、藿朴夏苓汤作为辨证化裁的主要方剂，疗效令人振奋。他会同平时积累的应用桂枝汤类方、承气汤类方、胸痹类方、柴胡类方及其发明的"齐鲁元府一针"的独特针法经验，著成新书《袁成民辨病杂谈》。

  本书具有三个鲜明特点：一是秉持传统经典理论，对应现代病患的复杂症候，深刻理解经典条文的科学内涵，从一种崭新的视角，对中医临证用方进行研究；二是思维缜密，衷中参西，引入了现代医学科学的新方法、新手段来认识疾病，牢牢把握经典方剂应用的方向；三是创新发明了"齐鲁元府一针"，针药并用，临证取效事半功倍，使中医特色诊疗技术得到进一步的拓展和提高。

综观该书，内容丰富，说理雅俗共赏，临证抽丝剥茧，处方用药举重若轻，若非久经临床，难能如斯！

可以说，创新性、启发性、实用性是本书令人最为深刻的印象。

正如作者本人所说，这本书不过是中医这片广阔海洋中溅起的一朵小小的浪花，热切期望给广大中医医生和中医爱好者不一样的感受。

山东中医药大学附属医院教授、主任医师、博士生导师、首批全国名中医专家

2021 年 6 月

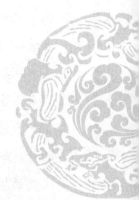

前言

中医学传承已逾二千余年，自秦汉以降，名医辈出，硕果累累，靠的是华夏祖先代代薪火相传，不忘初心，负重前行。时至今日中医学迎来发展之大好机遇，医学之理论不断丰富创新，中医之技能亦精彩纷呈，为百姓健康保驾护航，治愈了不少的疑难杂症，弥补了现代医学之短板，吾辈甚感欣慰！

"人之所病，病疾多；而医之所病，病道少。"随着现代疾病谱的增多，中医药的诊疗面临着新的机遇和挑战，原有的难愈之疾及新发的疑难杂症交织并存，吾辈理当不放弃、不退缩，挺身而出，克难攻坚。

昔有仲景《伤寒论自序》："上以疗君亲之疾，下以救贫贱之厄，中以保身长全以养其生。"其境界之高不由得让人升起感佩之心。其发明的"伤寒六经辨证"及"金匮杂病诸方"千百年来流芳至今，仍为后世医家尊奉为典范。吾辈仰慕仲景之才秀，推崇仲景用方，如桂枝汤、承气汤、瓜蒌薤白类方屡用屡效；小青龙汤、麻黄附子细辛汤在新冠肺炎的治疗中亦克敌制胜，大显神功！今将用方过程及体会辑录一二，以飨同道。

又针灸大医皇甫谧宗古人之玄妙，内考五脏六腑，外宗经络气血色候，参之天地，验之人物，本性命，穷神极变，生成针道，所以能决死生，处百病，调虚实！为药之不及再添新砖，实为吾辈治疗疾病所尊奉的标杆。细数当今之疑难，不胜枚举，痼疾难化，由来已久，为破解医学之难题，吾将身体力行，虽近花甲之年，仍孜孜以勤，手不释卷，踏上"发现"之旅，以求蛛丝马迹！进而想将诸多疑难杂症，用更简单更快捷的方法治愈。

闲暇之余翻阅家父传给我的一本"秘籍"，该秘籍系20世纪50年代末山东省卫生厅向民间及各家医院征集的秘方和验方。我在书中发现了一个治疗"舞蹈病"的方法，"重刺头、骶椎旁"。但不知用什么样的针能够重刺，一时感到茫然。偶然从网上看到了"小针刀"治疗诸多疾病的报道，这才想到用"小针刀"作为"重刺头"的治疗工具恐怕是最为合适的了。工具解决之后，我重拾解剖、生理、灵枢经典、皇甫之针经，期间更是问询诸多颅脑、骨外科专家，为开展颅针治疗做足了功课。

心有灵犀一点通，二千余名患者经过颅骨的针刺治疗，疗效凸显。其疗效之快，在于旋踵之间，让我瞠目！几经揣摩形成了自己独特的进针特色和行针技巧，在某种程度上解决了一些长期以来医学界想解决而没能解决的难题。"大道至简，悟以天成"，经过审慎思考，我将此针法命名为"齐鲁元府一针"。今将诊疗之验案附之于后，以飨天下医界同行。相信随着时间的推移，故事还会发生，奇迹仍会再现，让我们振奋精神，拭目以待吧！

因本书的编辑内容涉及《谈谈新型冠状病毒肺炎》《谈谈桂枝汤》《谈谈承气汤》《谈谈胸痹方》《谈谈柴胡汤》《谈谈"齐鲁元府一针"》多个篇章，难以用比较准确的概念来定义书名，故以《袁成民辨病杂谈》命名之。因本人编撰水平所限，难免书中有瑕疵，期盼各位读者批评指正，不吝赐教！

袁成民

2021 年 12 月 1 日于济南

目 录

第一章　谈谈新型冠状病毒肺炎

己亥岁末、庚子年初，正当忙碌一年的人们欢欢喜喜过大年、全家老少迎新春的美好时刻，意外的事件发生了，一场旷世疫情打破了春节的宁静……

一、天降大疫

武汉——一个英雄的城市，瞬间由于新冠病毒的出现而被世界记住，历史仿佛开了一个天大的玩笑，新冠病毒错误地被西方某些人贴上了"武汉病毒"的标签，由冠状病毒引发的新型冠状病毒肺炎迅速传播开来，并呈几何级数爆发增长，若不及时控制后果不堪设想。疫情就是命令，防控就是责任。中共中央对此高度重视，全国人民闻令而动，党政军民齐抓共管，来自全国的4万多白衣战士不惧生死逆行武汉，一场对抗新冠病毒的总体战、歼灭战打响了。

（一）中国战"疫"在行动

经过2个多月的艰苦奋战，76天的向死而生，奋斗在一线的"战士"终于完成了党中央交给的光荣任务，控制了可能蔓延至更多地区、更广范围的新冠疫情，为世界各国防控疫情赢得了较为宽松的窗口时间。同时中国在抗疫的过程中付出了巨大的牺牲。然而一些西方国家并不领情，也不感恩，非但不伸出援助之手，反而对中国抗疫说三道四，冷嘲热讽，甚至幸灾乐祸。

经过全国人民的艰苦奋战，战"疫"取得了阶段性胜利。然而时隔不久，美国多地和欧洲各国疫情暴发，新冠病毒在欧美大陆传播，一些西方领导人手足无措，毫无还手之力。因为他们防疫物资和设备的短缺，防疫措施的不力，疫情非但没有控制住，反而愈演愈烈，为了转嫁矛盾，他们不断地甩锅给中国，对中国进行诋毁、污蔑。即使这样，中国也不计前嫌，以德报怨，以国际主义的博大胸怀毅然决然地给予他们物质上的援助，并派出专家组支援了世界上100多个国家和地区，展现了一个大国应有的胸襟和担当，为世界抗疫做出了自己的贡献，得到了世卫组织和大多数国家的赞扬和肯定。

（二）抗疫策略和结局

时至2021年8月7日，世界多国的疫情仍在继续，全球的新冠病毒感染确诊人数已经突破了两亿大关，死亡人数已飙升至四百多万，其中美国的死亡人数就超过了六十多万，所有这些都是因为他们采取了不合理的防控手段，比如不戴口罩、不禁集会等。中国的防控之所以可控是因为我国的制度优势，全体国民高度自觉，思想高度统一，行动高度一致；上下一心，同舟共济，科学防控，城市、小区、街道、村庄守望相助，步步为营，稳扎稳打；建方舱医院、定点医院，中西医结合，优势互补，取长补短，轻型、普通型、重型、危重型，分类指导，分层施策，一人一方，取得了较为满意的效果。

（三）对新冠肺炎临床特点的认识和思考

从己亥岁末到庚子年初，新型冠状病毒所引发的肺炎在武汉爆发以后，我根据同行在武汉传出的有关患者的临床信息在第一时间开始了有关中医的分析和思考。面对这样一个新发和突发的传染病，早期只能对症处理，可以说都是在摸索中前进、在前进中探索它的治疗方法。当新冠肺炎出现较多的病例以后，它的临床特点才逐渐暴露。值得注意的是，重症、危重症患者大多数在病程中表现为中低热，甚至无明显发热，而轻型患者仅表现为低热、轻微乏力等，并无肺炎表现。依据症状虽分轻重，但就舌苔分析，却有共性。此次疫情中患者大多是舌质偏淡，边有齿痕，舌苔偏厚，或干或腻，或白或黄白相间，或舌苔覆盖整个舌面，或苔仅限于舌中心部位。针对这种情况，最初认为武汉地处长江流域，湿气弥漫，又是冬季，正值寒气一年最重之时，寒湿致病当属无疑。旋即联想到北方城市由于地域不同，如果有新冠病例发生，北方气候干燥，其临床特点肯定有所差异。但没想到，当济南出现病例以后，患者的临床特点与武汉的并无区别。

究其原因：一是因为素体不足，体质偏颇；二是大量输液导致损伤阳气，有的过早应用抗生素更是雪上加霜，影响水液代谢。但是轻型等症状不明显，初次就诊还未输液的患者舌象亦是如此，且又不可能每个患者都是内虚夹湿的体质。所以，只能考虑第三种原因，就是导致此次疫情的致病微生物的生物学致病特点与人体相互作用后造成的。此次疫毒的生物学致病特点为寒、湿，中人后与人体相互作用，寒伤湿困，损人阳气，进而影响肺主治节和宣发肃降的功能。在与人体正气抗争阶段，根据患者平素体有湿邪，又有寒化、热化之变，而使舌苔呈现或干或黄或白等表现；但舌质多因疫毒寒性和毒性使人体正气受损而偏淡；平素瘀滞重的女性，又可于舌淡之中隐现青暗之像。

二、新冠的中医治疗方案

我作为山东省卫健委、山东省中医管理局首批新冠肺炎疫情防控专家组成员，参加了"新冠肺炎诊疗方案的1-8版"的培训，随着研究的深入，新冠肺炎的神秘面纱也被一层一层地剥离开来，对病因、病毒学、生化学、免疫学、影像学、发病机制等的认识不断完善、深化，从而带来了治疗学上的充实和提高，就中医方案而言分为"两期、一汤、九个证型"，具体如下——

（一）临床观察期

临床表现1：乏力伴胃肠不适。

推荐中成药：藿香正气胶囊（丸、水、口服液）。

临床表现2：乏力伴发热。

推荐中成药：金花清感颗粒、连花清瘟胶囊（颗粒）、疏风解毒胶囊（颗粒）。

（二）临床治疗期（确诊病例）

清肺排毒汤

适用范围：结合多地医生临床观察，适用于轻型、普通型、重型患者，在危重型患者救治中可结合患者实际情况合理使用。

基础方剂：生麻黄9克、炙甘草6克、杏仁9克、生石膏15~30克（先煎）、桂枝9克、泽泻9克、猪苓9克、白术9克、茯苓15克、柴胡16克、黄芩6克、姜半夏9克、生姜9克、紫菀9克、冬花9克、射干9克、细辛6克、山药12克、枳实6克、陈皮6克、藿香9克。

服法：传统中药饮片，水煎服。每日1剂，早晚各1次（饭后四十分钟），温服，3剂一个疗程。

如有条件，每次服完药可加服大米汤半碗，舌干津液亏虚者可多服至一碗。（注：如患者不发热则生石膏的用量要小，发热或壮热可加大生石膏用量）若症状好转而未痊愈则服用第二个疗程，若患者有特殊情况或其他基础病，第二疗程可以根据实际情况修改处方，症状消失则停药。

处方来源：国家卫生健康委办公厅、国家中医药管理局办公室《关于推荐在中西医结合救治新型冠状病毒感染的肺炎中使用"清肺排毒汤"的通知》（国中医药办医政函〔2020〕22号）。

1. 轻型

（1）寒湿郁肺证

临床表现： 发热，乏力，周身酸痛，咳嗽，咯痰，胸紧憋气，纳呆，恶心，呕吐，大便黏腻不爽；舌质淡胖或淡红，有齿痕，苔白厚腐腻或白腻，脉濡或滑。

推荐处方： 生麻黄 6 克、生石膏 15 克、杏仁 9 克、羌活 15 克、葶苈子 15 克、贯众 9 克、地龙 15 克、徐长卿 15 克、藿香 15 克、佩兰 9 克、苍术 15 克、茯苓 45 克、生白术 30 克、焦三仙各 9 克、厚朴 15 克、焦槟榔 9 克、草果 9 克、生姜 15 克。

服法： 每日 1 剂，水煎 600 mL，分 3 次服用，早中晚各 1 次，饭前服用。

（2）湿热蕴肺证

临床表现： 低热或不发热，微恶寒，乏力，头身困重，肌肉酸痛，干咳痰少，咽痛，口干不欲多饮，或伴有胸闷脘痞，无汗或汗出不畅，或见呕恶纳呆，便溏或大便黏滞不爽；舌淡红，苔白厚腻或薄黄，脉滑数或濡。

推荐处方： 焦槟榔 10 克、草果 10 克、厚朴 10 克、知母 10 克、黄芩 10 克、柴胡 10 克、赤芍 10 克、连翘 15 克、青蒿 10 克（后下）、苍术 10 克、大青叶 10 克、生甘草 5 克。

服法： 每日 1 剂，水煎 400 mL，分 2 次服用，早晚各 1 次。

2. 普通型

（1）湿毒郁肺证

临床表现： 发热，咳嗽痰少，或有黄痰，憋闷气促，腹胀，便秘不畅；舌质暗红，舌体胖，苔黄或黄燥，脉滑数或弦滑。

推荐处方： 生麻黄 6 克、苦杏仁 15 克、生石膏 30 克、生薏苡仁 30 克、茅苍术 10 克、广藿香 15 克、青蒿草 12 克、虎杖 20 克、马鞭草 30 克、干芦根 30 克、葶苈子 15 克、化橘红 15 克、生甘草 10 克。

服法：每日 1 剂，水煎 400 mL，分 2 次服用，早晚各 1 次。

（2）寒湿阻肺证

临床表现：低热，身热不扬，或未热，干咳，少痰，倦怠乏力，胸闷，脘痞或呕恶，便溏；舌质淡或淡红，苔白或白腻，脉濡。

推荐处方：苍术 15 克、陈皮 10 克、厚朴 10 克、藿香 10 克、草果 6 克、生麻黄 6 克、羌活 10 克、生姜 10 克、焦槟榔 10 克。

服法：每日 1 剂，水煎 400 mL，分 2 次服用，早晚各 1 次。

3. 重型

（1）疫毒闭肺证

临床表现：发热面红，咳嗽，痰黄黏少或痰中带血，喘憋气促，疲乏倦怠，口干苦黏，恶心不食，大便不畅，小便短赤；舌红，苔黄腻，脉滑数。

推荐处方：化湿败毒方。

生麻黄 6 克、杏仁 9 克、生石膏 15 克、生甘草 3 克、藿香 10 克（后下）、厚朴 10 克、苍术 15 克、草果 10 克、法半夏 9 克、茯苓 15 克、生大黄 5 克（后下）、生黄芪 10 克、葶苈子 10 克、赤芍 10 克。

服法：每日 1 ~ 2 剂，水煎服，每次 100 ~ 200 mL，一日 2 ~ 4 次，口服或鼻饲。

本方以清肺宣肺，清宣并用，理气燥湿，芳香化湿，泻肺通腑为特点。

（2）气营两燔证

临床表现：大热烦渴，喘憋气促，谵语神昏，视物错瞀，或发斑疹，或吐血、衄血，或四肢抽搐；舌绛少苔或无苔，脉沉细数，或浮大而数。

推荐处方：生石膏 30 ~ 60 克（先煎）、知母 30 克、生地 30 ~ 60 克、水牛角 30 克（先煎）、赤芍 30 克、玄参 30 克、连翘 15 克、丹皮 15 克、黄连 6 克、竹叶 12 克、葶苈子 15 克、生甘草 6 克。

服法：每日 1 剂，水煎服，先煎石膏、水牛角，后下诸药，每次 100 ~ 200 mL，每日 2 ~ 4 次，口服或鼻饲。

本方的特点是清气降肺，清营凉血，宣肺滋肺，驱邪而不伤正，养阴而不恋邪。

推荐中成药：喜炎平注射液、血必净注射液、热毒宁注射液、痰热清注射液、醒脑静注射液。功效相近的药物根据个体情况可选择一种，也可根据临床症状联合使用两种。中药注射剂可与中药汤剂联合使用。

4. 危重型

内闭外脱证

临床表现：呼吸困难，动辄气喘或需要机械通气，伴神昏，烦躁，汗出肢冷；舌质紫暗，苔厚或燥，脉浮大无根。

推荐处方：人参 15 克、制附子 10 克（先煎）、山茱萸 15 克，送服苏合香丸或安宫牛黄丸。

本方以益气固脱、开闭醒神为其配伍特点。出现机械通气伴腹胀便秘或大便不畅者，可用生大黄 5 ~ 10 克。出现人机不同步情况，在镇静和肌松剂使用的情况下，可用生大黄 5 ~ 10 克和芒硝 5 ~ 10 克。

推荐中成药：血必净注射液、热毒宁注射液、痰热清注射液、醒脑静注射液、参附注射液、生脉注射液、参麦注射液。功效相近的药物根据个体情况可选择一种，也可根据临床症状联合使用两种。中药注射剂可与中药汤剂联合使用。

注：重型和危重型中药注射剂推荐用法。

中药注射剂的使用遵照药品说明书从小剂量开始，逐步辨证调整，推荐用法如下：

病毒感染或合并轻度细菌感染：0.9% 氯化钠注射液 250 mL 加喜炎平注射液 100 mL，静滴，bid；或 0.9% 氯化钠注射液 250 mL 加热毒宁注射液 20 mL，静滴，bid；或 0.9% 氯化钠注射液 250 mL 加痰热清注射液 40 mL，静滴，bid。

高热伴意识障碍：0.9% 氯化钠注射液 250 mL 加醒脑静注射液 20 mL，静滴，bid。

全身炎症反应综合征或 / 和多脏器功能衰竭：0.9% 氯化钠注射液 250 mL 加血必净注射液 100 mL，静滴，bid。

免疫抑制：葡萄糖注射液 250 mL 加参麦注射液 100 mL 或生脉注射液 20 ~ 60 mL，静滴，bid。

5. 恢复期

（1）肺脾气虚证

临床表现：气短，倦怠乏力，纳差呕恶，痞满，大便无力，便溏不爽；舌淡胖，苔白腻。

推荐处方：法半夏 9 克、陈皮 10 克、党参 15 克、炙黄芪 30 克、炒白术 10 克、茯苓 15 克、藿香 10 克、砂仁 6 克（后下）、甘草 6 克。

服法：每日 1 剂，水煎 400 mL，分 2 次服用，早晚各 1 次。

（2）气阴两虚证

临床表现：乏力，气短，口干，口渴，心悸，汗多，纳差，低热或不热，干咳少痰；舌干少津，脉细或虚无力。

推荐处方：南北沙参各 10 克、麦冬 15 克、西洋参 6 克、五味子 6 克、生石膏 15 克、淡竹叶 10 克、桑叶 10 克、芦根 15 克、丹参 15 克、生甘草 6 克。

服法：每日 1 剂，水煎 400 mL，分 2 次服用，早晚各 1 次。

（三）出院标准

（1）体温恢复正常 3 天以上；

（2）呼吸道症状明显好转；

（3）肺部影像学显示急性渗出性病变明显改善；

（4）连续两次痰、鼻咽拭子等呼吸道标本核酸检测阴性（采样时间至少间隔24小时）。

满足以上条件者可出院。可以预见，随着对新冠肺炎认识的逐渐深入，诊疗方案还会不断地刷新和完善。

三、新冠八版诊疗方案的新看点

在八版的诊疗方案中，修订的主要看点有以下几个方面。

（一）流行病学特点

对传染源和传播途径进一步完善，增加"在潜伏期即有传染性，发病5天内传染性较强，接触病毒污染的物品也可造成感染"。疫情发展到今天该传播途径已经被证实了，新近一段时间以来全国有多个城市如北京、大连、天津、上海、青岛、济南等均有海鲜冷链食品检测到新冠病毒核酸阳性且有相关从业人员出现感染的情况。

（二）组织学的病理改变

对肺脏、脾脏、肺门淋巴结、骨髓、心脏和血管、肝脏和胆囊、肾脏、脑组织、食管、胃和肠黏膜、睾丸等器官和组织从大体解剖和镜下表现分别进行了描述（见139—142页彩插1），并描述了组织中的新型冠状病毒检测结果，进一步证明了新冠病毒侵袭的靶器官不仅仅是肺，而是人体多器官。

（三）孕妇、儿童、新生儿

沿袭了七版儿童、新生儿及孕妇的临床表现，前两者的症状，可不典型，如呕吐、腹泻等消化道症状或仅表现为精神弱、呼吸急促，而孕妇的临床表现与同龄患者相近。并增加了"极少数儿童可有多系统炎症综合征（MIS-C）"，介绍了MIS-C的临床表现。调整了成人和儿童重型/危重型早期预警指标及儿童患者出现黏膜和皮疹损害时需与川崎病鉴别；增加了重型/危重型高危人群的判定标准。中医诊断除通过"四诊"观察患者临床症状外，仍需依靠西医技术检测确诊病例。还要注意与其他病毒性肺炎、肺炎支原体感染和一些非感染性疾病相鉴别，也有助于确诊新冠肺炎。

（四）实验室检查方面

实验室检查除一般检查、胸部影像学及核酸检测外，新增血清学检查，SARS-CoV-2 特异性抗体免疫球蛋白 M（IgM）抗体多在发病 3 ~ 5 天后开始出现阳性，免疫球蛋白 G（IgG）抗体滴度恢复期较急性期有 4 倍及以上增高，但在一周内阳性率较低和可能导致假阳性的情形，因此只能作为疑似病例的诊断依据之一，且保留了"诊疗方案第七版"确诊病例的血清学证据，血清 SARS-CoV-2 特异性抗体 IgM 抗体和 IgG 抗体阳性，血清 SARS-CoV-2 特异性抗体 IgG 抗体由阴性转阳性或恢复期较急性期 4 倍及以上升高。核酸检测具有早期诊断、灵敏度和特异性高等特点，但相对血清特异性抗体检测来说，核酸检测对检测场所及人员要求高，操作烦琐，检测人员被感染风险高，结果受其他因素影响较大。血清特异性抗体检测操作简便，仅需采集血样，医务人员在采集和检测过程中被感染风险降低。罗效梅等通过全血与胶体金免疫层析法，证实特异性 IgM/IgG 临床诊断敏感度、特异度和诊断准确度分别为 92.1%、90.7% 和 91.6%，且在标本核酸检测为阴性时，特异性 IgM 检测为阳性，结合徐万州等使用化学发光法检测血清的结果，可以说明 IgM 和 IgG 联合检测对新冠肺炎的诊断具有重要价值，在一定程度上可以弥补核酸检测漏检的风险。但是患者血清中出现抗病毒抗体，不代表病毒已经消失，只能表示抗病毒抗体转阳后有助于患者体内病毒量下降加快。要留意的是，患者没有临床症状，不一定代表他的体内新冠病毒量减少。

但是到了 2021 年春节过后，我国有序开展大面积普及接种新冠疫苗，接种后所产生的免疫应答绝大多数能够产生 IgG、IgM 阳性抗体，因此可以说再将这两种指标作为新冠病毒感染的标志已经变得没有那么重要了。

（五）抗病毒治疗方面

对试用的抗病毒药物做了简要小结。某些药物经临床观察研究显示可能具有一定的治疗作用，但仍未发现经严格"随机、双盲、安慰剂对照研究"证明有效的抗病毒药物。建议应在病程早期使用具有潜在抗病毒作用的药物，并重点应用于有重症高危因素及有重症倾向的患者。不推荐单独使用洛匹那韦/利托那韦和利巴韦林，不推荐使用羟氯喹或联合使用阿奇霉素。

α- 干扰素、利巴韦林（建议与干扰素或洛匹那韦/利托那韦联合应用）、磷酸氯喹、阿比多尔可继续试用，在临床应用中进一步评价疗效及不良反应、禁忌证，以及与其他药物的相互作用等问题。不建议同时应用 3 种以上抗病毒药物。

补充了糖皮质激素治疗适应证（氧合指标进行性恶化、影像学进展迅速、机体炎症反应过度激活状态的患者）、剂量及疗程。

（六）重型、危重型病例的治疗

1. 呼吸支持：根据 PaO_2/FiO_2 分级（200 ～ 300 mmHg、150 ～ 200 mmHg 和 < 150 mmHg）分别采取不同的呼吸支持措施，如鼻导管或面罩吸氧、高流量鼻导管氧疗或无创机械通气和有创机械通气，强调要及时评估呼吸窘迫和（或）低氧血症有无改善，如无改善，应及时更换呼吸支持措施。接受氧疗的患者，如无禁忌证，建议同时实施俯卧位通气，即清醒俯卧位通气，俯卧位治疗时间应大于 12 小时。

2. 增加"气道管理"相关内容，细化"体外膜肺氧合（ECMO）"的启动时机、ECMO 指征和 ECMO 模式选择、推荐初始设置等。

3.增加预防性"抗凝治疗"的适应证，如果发生血栓栓塞事件时，按照相应指南进行抗凝治疗。

4.增加"儿童多系统炎症综合征"的治疗原则，如静脉用丙种球蛋白（IVIG）、糖皮质激素及口服阿司匹林等。

（七）增加了"早期康复"

强调要"重视患者早期康复介入，针对新冠肺炎患者呼吸功能、躯体功能及心理功能障碍，积极开展康复训练和干预，尽最大可能恢复体能、体质和免疫能力"。

（八）增加了"护理"相关内容

根据患者病情，明确护理重点并做好基础护理。强调对重症 / 危重症患者要"密切观察患者生命体征和意识状态，重点监测血氧饱和度"。卧床患者要预防压力性损伤。按护理规范做好各种有创治疗、侵入性操作的护理。

（九）出院标准和出院后注意事项

对于体温恢复正常 3 天以上、呼吸道症状明显好转和肺部影像学显示急性渗出性病变明显改善的患者，如核酸仍持续阳性超过 4 周者，建议"通过抗体检测、病毒培养分离等方法对患者传染性进行综合评估后，判断是否出院"。

（十）增加了"预防" 相关内容

提出保持良好的个人及环境卫生、提高健康素养、保持室内通风良好、科学做好个人防护、及时就诊等防控建议。

在中医的诊疗方案中寒湿郁肺贯穿了"新冠肺炎治疗方案的 5 ~ 8 版"之首，足见寒湿郁肺证的重要病机已经成为专家关注的焦点并形成共识。本人作为济南市科技局新冠肺炎重点课题专项研究的首席专家，带领中医团队根据诊疗方案参照入住我院的新冠肺炎的临床表现制定了适合济南市传染病医院的诊疗系列方剂新冠 1 号方到新冠 7 号方，针对不同证型的患者随证化裁，精准施策，对于个性化比较强的患者采取一人一方。

四、对国内新冠患者的临床观察

在我院承担的"济南市新冠肺炎防控应急科技攻关计划"的一项研究中，共纳入患者 35 例，其中男性 17 例，女性 18 例，最大年龄为 67 岁，最小年龄为 12 岁，平均年龄为 42.07±11.45 岁，男性的平均年龄为 36.92±14.50 岁，女性的平均年龄为 42.27±16.50 岁，男女年龄符合正态分布。患者临床以咳嗽、发热、乏力为主要症状。其中 13 例（37.14%）患者全程无发热，22 例（62.86%）出现发热。发热患者中，体温＞39.0 ℃者 5 例，体温 38.1 ℃—39.0 ℃者 5 例，37.3 ℃—38.0 ℃者 12 例；热程≤5 天者 11 例，6—10 天者 9 例，10—16 天者 5 例；最长热程 16 天，平均热程 7.34±3.45 天。咳嗽者 32 例（91.43%）；乏力者 20 例（57.14%）；肌肉、关节疲痛者 19 例（54.29%）；纳差者 17 例（48.57%）；咳痰者 14 例（40%）；口咽干者 14 例（40%）；胸闷者 13 例（37.14%）；腹泻者 13 例（37.14%）；四肢沉重者 10 例（28.57%）；恶心者 9 例（25.71%）；畏寒怕冷者 8 例（22.86%）；腹胀者 8 例（22.86%）；咽痛者 5 例（14.29%）；口苦者 5 例（14.29%）；便秘者 4 例（11.43%）。

舌淡红 21 例（60%）；舌淡边有齿痕 10 例（28.57%）；舌红 4 例（11.43%）；舌苔白厚腻 30 例（85.71%）；薄白微黄腻 5 例（14.29%）。

胸部 CT 表现及既往史：35 例患者中仅有 3 例肺部 CT 未见明显异常，济南市疾控中心查咽拭子新冠病毒核酸 PCR 检测阳性，诊为轻型。32 例（91.43%）肺部 CT 见炎症表现，其中 31 例为普通型，1 例为重型。35 例患者中有 10 例既往有基础疾病（高血压病、糖尿病、先天性心脏病等）。

结论：济南市新型冠状病毒肺炎初步分析，以寒湿郁肺证为主，病理因素与寒、湿、热、虚、瘀相关，寒湿合邪是其致病的核心因素。

（一）西药的不良反应和多器官损害

虽然我们中西医结合的方法治疗新冠肺炎进行得很顺利，但过程中也确实发现了一些不良的反应，这些不良反应主要是集中反映了抗病毒药洛匹那韦 / 利托那韦（成人 200 mg/50 mg/ 粒，每次 2 粒，每日 2 次，疗程不超过 10 天）及羟氯喹的疗效难以肯定。即使被吹捧为治疗新冠肺炎的神药瑞德西韦经过三期临床试验后也跌落了神坛，因而世卫组织宣布：瑞德西韦在减少新冠肺炎死亡率上几乎没有效果。治疗中患者消化道症状比较常见，主要是恶心和水样腹泻或大便溏薄，这些症状也是具有湿邪郁肺、湿阻胃肠的病机特点。对于那些符合出院标准的患者按照防控的规定要到指定的酒店去留观，留观 2 周经过复查核酸和肺CT，如没问题就回到社区家中，居家隔离 14 天再复查，如没有异常就可以恢复正常的生活了。

有的患者出现了味觉和嗅觉的改变，我院收治的患者中有两例出现。北京市后期报道的 256 名病例中，33 人有嗅觉改变，21 人有味觉改变，占到 21%。因此考虑到新冠病毒亦可造成多器官、多脏器的损害，这是被先前住院患者的生化指标和病亡者的尸体解剖所证实的，初步分析是颅内管理味觉和嗅觉的神经核受到了损伤。从中医理论来讲新冠肺炎属"寒湿疫"。寒伤肺，湿伤脾，肺不和则鼻不能闻香臭，脾不和则舌不能知五味，治疗当从肺脾论治。当患者述说这种情况的时候，我对此类患者的嗅觉和味觉的功能能否恢复到平常的那种健康状态，心中实在没底，值得庆幸的是，经过 7～10 天的中药治疗，患者的嗅觉和味觉慢慢地恢复正常了。

（二）转阴与复阳的尴尬

临床上还遇到一种情况就是部分患者核酸检测难以转阴，进而导致住院患者的平均住院日被拉长。我们收治的国内的确诊患者47例，剔除4名无症状感染者，还剩43例确诊患者。平均住院日达到30天，从而验证了中医理论"湿为阴邪，其性黏滞，易伤阳气"，"湿邪为病多缠绵难愈"的病机特点。其中最后一名患者丁某某，男，47岁，原籍湖北武汉，封城之前回到济南的家，小区查体核酸检测阳性，近日曾有过短暂性低热，平时身体健康，住院40天就是不转阴，在周围几个地市新冠患者全部清零的情况下，患者不转阴的状况让大家都非常着急，于是我和其他3位省专家组成员决定进入隔离病房探个究竟。

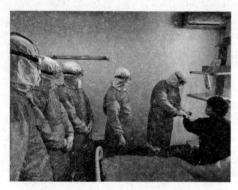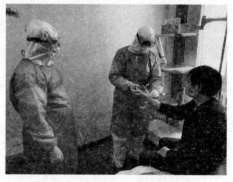

图1　省应急防控专家组成员在新冠隔离病房会诊（给患者把脉者为作者本人）

说来奇怪，他入院前与家人密切接触，并且还每天搂着3岁的外孙睡觉，但家人均没有被传染，这不符合我们刚刚建立起来的对于新冠病毒传染性的认知。

他自述有轻微的乏力、胸闷、气短，餐后加重，大便干（系阳虚便秘）。其舌淡，苔白腻覆盖整个舌面，有种苔与舌面贴得比较紧的感觉（舌苔见143页彩插2）。其脉象，右脉弦紧，寸脉滑，左脉整体弦大中空。综合辨证为心肺气虚，寒湿凝滞，伤及心阳，损及脾胃，治疗温阳散寒，益气健脾除湿。处方：藿朴夏苓汤合桂枝汤、麻黄附子细辛汤三方化裁。

组成：炮附子 20 克，细辛 6 克，桂枝 15 克，白芍 15 克，瓜蒌皮 30 克，前胡 12 克，藿香 30 克，佩兰 30 克，薏苡仁 30 克。服用 3 剂，诸症悉除，核酸检测转阴出院。方剂中通阳与散寒同在，宽胸理气与健脾除湿共舞。只有这样才能把湿邪连根拔起，从而破坏新冠病毒的生存环境而达到治愈的目的。

还有一位患者邢某某，女，43 岁，入院后自述乏力，纳差，咳嗽，痰多，色白，质地略黏，大便质黏不易拭净。其舌淡，苔白腻。中药止咳化痰，宣肺祛湿治疗，数剂后乏力、纳差改善，咳嗽减轻，舌质较前略退化，经间隔24小时核酸检测均为阴性而出院（舌苔见143页彩插3）。

在指定酒店留观期间痰量增多，仍有咳嗽，一周后返回医院复查时，核酸检测复阳再次入院。自述痰量多而清稀，似乎从咽喉部涌出，结合舌象辨证为寒饮伏肺，按《金匮要略》痰饮咳嗽病篇"病痰饮者，当以温药和之"，给予小青龙汤、苓桂术甘汤、麻黄附子细辛汤三方合用加减治疗。组成：麻黄 6 克，桂枝 12 克，白术 15 克，炮附子 20 克，细辛 5 克，茯苓 30 克，干姜 10 克，生姜 9 克，白芍 12 克，甘草 6 克。服用 7 剂，痰量几近消失，效如桴鼓。

这位患者第一次住院时辨证为痰湿蕴肺，肺气失宣，用二陈汤、三子养亲汤、六君子汤三方化裁治疗，效果不著。本次住院亲自与她对话，倾听她自身的主观感受，结合手机拍照传输的舌象照片，方才恍然大悟，痰饮之象昭然若揭，凭其脉证，随证治之，察阴阳之所在，以平为期。遂一改原先化痰宣肺、止咳降肺的治疗思路，专司温化，加大了温肺通阳的力度，只有猛药才能去除沉疴。就几剂药核酸检测重又转阴出院。这个案例正应了那句话："治之不瘥者，未得其术也。"

（三）新冠病毒核酸"复阳"的原因探析

上文所说的临床案例中有复查时核酸检测复阳的情况，并已经成为新冠治疗过程中的常见现象。所以我在这里讲一讲关于新冠患者出院后核酸检测复阳的问题。之前在武汉抗疫前线战疫进行的过程中，我们的医护人员也渐渐发现了先前治愈出院的部分患者因为核酸检测再次"阳性"，即所谓"复阳"而再次入院。当时看到这个报道的时候，我的第一反应就是：这部分患者很有可能没有彻底治愈，也就是说新冠病毒没有被彻底赶尽杀绝，在体内还留有一部分"残余分子"，这部分残余分子在体内不断地积蓄力量，再次卷土重来。这是灰中有火，随后"复燃"的现象。近日我看到一篇报道证实了我的想法。

2020年4月28日，陆军军医大学及南方医科大学的卞修武、平轶芳、刘新东共同通讯在 Cell Research 杂志发表了题为"严重急性呼吸综合征患者肺组织残余 SARS-CoV-2 的病理学证据"的研究论文。文中记述了一位去世的老年女性患者，1月27日因摔伤入院，2天前曾接触过新冠肺炎患者，1月29日开始出现新冠肺炎的症状。2月2日，鼻咽拭子核酸检测阳性，2月3日肺部CT提示肺部多个斑片状阴影，确诊新冠肺炎。2月8日至10日连续三天鼻咽拭子检测阴性，同时患者的临床症状也得到了明显的好转，2月23日肺部CT显示肺部炎症已吸收，按照国家诊疗方案的出院标准患者可以出院了，恰在这时患者突发心脏骤停而死亡。患者死后，家属捐赠了患者的遗体，用于医学研究。为了弄清原因，研究人员对患者的遗体进行了解剖，在患者的肝脏、心脏、肠道及皮肤中均未发现新冠病毒，但用电子显微镜在患者的细支气管上皮和 II 型肺泡上皮细胞中均清晰地看到冠状病毒颗粒（电子显微镜像图见143页彩插4）。此外研究人员使用抗 SARS-CoV-2 核衣壳的单克隆抗体进行了免疫组化染色，结果进一步确认肺组织中存在 SARS-CoV-2 病毒。研究人员还对肺组织病理学进行了研究，结果显示弥漫性肺泡损害，包括肺泡间隔破裂，纤维蛋白、单核细胞和巨噬细胞的渗出及透明隔的形成。这些结果表明肺内只要有新冠病毒的残留，就为日后"复阳"埋下伏笔，从而成为日后"复阳"的主要原因（病理图片见144—146页彩插5）。

五、境外输入的患者

自从武汉保卫战经过2个多月的奋战，取得了阶段性胜利之后，新冠肺炎疫情在欧美战场开打了，特别是美国，成为新冠病毒肆虐的主战场。美国于2019年2月份暴发大流感，一万余人的生命被夺取，近期各家媒体报道及对该病尸体的样本提取，证实了有新冠肺炎存在，说明美国的新冠肺炎疫情要比武汉疫情提前了数月，所谓的"武汉病毒""中国病毒"纯属无稽之谈。随着疫情的扩散，欧美国家广袤的国土已经找不到一块清静之地，加之生活用品和防疫用品持续短缺，促使国外包括留学生在内的大批中国人短期内纷纷回国，这不仅加大了国内防控的压力，而且外来输入的风险很有可能对我们已经取得的防控成绩造成威胁。

于是各个省市响应党中央的号召，积极应对，严防死守，不仅巩固了原有取得的成果，而且对外来输入病例采取闭环式的分检和管控，真正做到了应检尽检，应收尽收，应治尽治。我院截止到2020年5月1日共收治了5例外来输入确诊患者，仔细观察这5例患者的舌象，有4例表现为舌质淡，苔白腻，均是表现为轻微的乏力、短暂的发热，热势不高、热程不长，轻微咳嗽，并无咽部红肿疼痛。其中1例女性患者典型的治疗前后舌像图附后（见147页彩插6）。

这4例患者影像有一个共同的特点，在肺底部靠近胸膜处有云雾状阴影，即磨玻璃样改变，血常规提示白细胞和淋巴细胞降低。

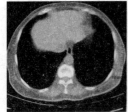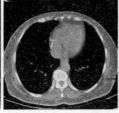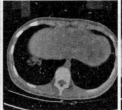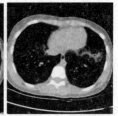

图2　新冠肺炎患者影像

4 例患者均用麻黄附子细辛汤、小青龙汤、藿朴夏苓汤化裁而治愈，而另 1 例出现了一个小小的插曲。

（一）难以辨别的寒热真假

马某某，男，52 岁，从国外入境被确诊。我看到的舌象是舌质红，但这种红给人一种嫩红的感觉，不像那种热毒充斥的正红色或绛红色；苔白黄相间且厚腻，黄是一种浅黄。初步印象是湿热并存，热重于湿，遂给予麻黄、石膏、瓜蒌、黄芩、薏苡仁、大黄等以宣肺、清肺、通腑祛湿，结果服药 1 剂后患者下午出现腹泻 3 次，且在翌日查房时其本人自述背部发凉、气短、出汗。我让其药量减半继服，便没有再出现腹泻，背凉也略有缓解，这说明该病的病机还是寒湿郁闭，伤及肺气、肺阳。肺为娇脏，不耐寒热，理应温化宣化，却误以为湿热，导致误判，不过也好，起到了投石问路的作用。

第三天查房时，观其舌象，舌质淡胖，苔白略厚腻，边有齿痕，问诊仍有背凉的感觉，夜间出汗，气短，二便尚可，符合《伤寒论》第 40 条："伤寒表不解，心下有水气，干呕，发热而咳，或渴……或喘者，小青龙汤主之。"本条"伤寒表不解"原指太阳伤寒表实证仍在，在这里是太阳经脉寒邪着而不去，肺气被郁，作为水之上源的功能减退，水化为饮，故"心下有水气"。心下即肺胃，提示痰饮伏肺，遂调整用药思路，采取宣肺、温肺法，散太阳经之寒水以调和营卫，温肺中之寒湿，以蒸腾肺中之饮邪，药用小青龙汤合桂枝汤化裁：制附子 20 克，细辛 6 克，桂枝 12 克，白芍 12 克，麻黄根 30 克，干姜 9 克，生姜 9 克，大枣 9 克，甘草 6 克。服药 10 余剂诸症消失。后经核酸及抗体检测、胸部 CT 检查，符合出院标准。

这 5 例患者的平均住院日为 20 天，比之前入院的国内患者平均住院日减少了 10 天，从而反证了新冠肺炎属于"寒湿疫"，温肺阳、化寒湿、宣肺气是最重要的治疗方法。

（二）风靡全球的"德尔塔"

由于印度抗疫不力，其国民感染新冠病毒的人数仅次于美国，死亡率极高，这给新冠病毒的变异创造了机会，在此背景下"德尔塔"变异毒株就应运而生了。其以惊人的速度传遍了90多个国家和地区，作为邻邦的中国很难避毒于国门之外。

有一女性患者郭某某，24岁，在孟加拉国因发热被确诊感染新冠病毒，经治疗痊愈后乘飞机到达广州，落地后被检出新冠核酸阳性，治疗转阴后乘飞机到达济南遥墙机场，遂被转运至指定酒店进行隔离。大约过了一周，自感低热、咳嗽、乏力、胸闷、心慌，查新冠核酸阳性，被转运到山东省公共卫生临床中心隔离病房，胸部CT提示右肺中下肺叶靠近胸膜处有炎性病变。下面是该患者中药治疗的整个过程。

2021-06-13

患者低热，不恶寒，轻微咳嗽，偶有胸前区紧绷感，间断发作心慌、胸闷，静息时可缓解，活动后加重，食欲及体力可，无恶心、呕吐，大小便未见异常；舌淡红，苔厚腻。辨证湿浊中阻，肺失宣降，给予宣肺健脾，温阳化湿，中药方如下：麻黄6克，炒苦杏仁12克，葶苈子20克，广藿香30克，佩兰30克，麸炒苍术15克，茯苓30克，厚朴12克，川芎12克，制附子12克，干姜6克，麸炒薏苡仁40克，石菖蒲15克，甘草6克，砂仁6克。5剂，开水冲服，日1剂。密切观察病情变化。

2021-06-18

患者体温已恢复正常，但因夜间开空调受凉出现咽痛，流鼻涕，鼻塞，伴咳嗽，咳少量白痰，仍有胸闷、心慌；舌淡红，苔较前厚腻。提示风寒袭肺，寒湿郁闭，清阳不展。调整中药治疗，增加宣肺化湿之力，中药方如下：麻黄12克，炒苦杏仁12克，葶苈子20克，广藿香30克，佩兰 30 克，麸炒苍术 15 克，茯苓 30 克，厚朴 15 克，金银花 15 克，制附子 15 克，干姜 6 克，生薏苡仁 40 克，石菖蒲 20 克，甘草 6 克，生姜 10 克。5 剂，开水冲服，日 1 剂。密切观察病情变化。

2021-06-23

患者无发热，咳嗽、咯痰、鼻塞等症状消失，活动后感乏力，无头晕、心慌、胸闷等不适，无咽干、咽痛，食欲可，进食后无恶心、呕吐，无腹痛、腹胀，夜间睡眠质量可，大小便无异常。加强益气健脾治疗，调整中药方：麻黄 10 克，炒苦杏仁 12 克，葶苈子 20 克，广藿香 30 克，佩兰 30 克，麸炒苍术 15 克，茯苓 30 克，厚朴 15 克，金银花 10 克，制附子 15 克，干姜 6 克，生薏苡仁 40 克，石菖蒲 20 克，甘草 6 克，生姜 10 克，黄芪 20 克，人参 10 克。6 剂，开水冲服，日 1 剂。密切观察病情变化。

2021-06-29

患者无发热，已经无明显不适症状，无咽干、咽痛，食欲可，无腹痛、腹胀，夜间睡眠质量可，大小便无异常；舌淡红，苔薄白。提示寒湿已化，肺气得宣。将葶苈子减量，调整中药方：麻黄 10 克，炒苦杏仁 12 克，葶苈子 10 克，广藿香 30 克，佩兰 30 克，麸炒苍术 15 克，茯苓 30 克，厚朴 15 克，金银花 10 克，制附子 15 克，干姜 6 克，生薏苡仁 40 克，石菖蒲 20 克，甘草 6 克，生姜 10 克，黄芪 20 克，人参 10 克。5 剂，开水冲服，日 1 剂。密切观察病情变化。

2021-07-04

患者诸症悉除，舌象恢复正常，间隔 24 小时两次核酸检测均为阴性而出院（该患者整个病程舌象变化见 147 页彩插 7）。

（三）来势汹汹却很"温柔"的奥密克戎

2021 年 10 月份又出现了一个变异位点更多（32 处刺突蛋白变异位点，是德尔塔的一倍多），传播速度更快，感染力更强的病毒，美国的一位流行病学专家认为其可能会有 500% 的强大感染力，是新冠病毒的又一个新变种（B.1.1.529），时间不久又出现了 BA.2 的亚型变种。世界卫生组织将其定性为"密切关注变异株"（VOC），命名为奥密克戎（Omicron），最初在博茨瓦纳和南非等非洲国家出现，后又在澳大利亚、奥地利、加拿大、捷克、丹麦、德国、美国等多个国家和地区蔓延，咱们国家也有局部的流行，主要是外来输入病例，总体风险可控。新近有关媒体报道美国感染新冠的优势毒株就是奥密克戎毒株，占 99.9%，感染德尔塔的患者占比仅有 0.01%。下面就我在一线治疗的奥密克戎感染病例谈一点体会。

1. 奥密克戎症状及分型、用药

截至 2022 年的 2 月 6 日，山东省公共卫生临床中心（济南市传染病医院与山东省胸科医院合并组成）共收治奥密克戎感染病例 26 例，无症状感染者占 14 例，轻型病例 7 例，普通型病例 5 例。

根据临床常见症状可分为三类。（1）风寒袭肺：恶寒、发热，偶有头痛，咳嗽，鼻塞，流清涕，舌淡苔白稍腻。方药麻黄汤化裁，此型病例样本较少。（2）风热犯肺：发热但不恶寒，咳嗽痰少，咽喉部干痛较甚，舌红或略红，苔白略厚欠润。方药银翘散加减。（3）湿热壅肺，热重于湿：身热不扬，多在 37.5 ~ 38 ℃，或见高热，达 39 ℃以上，不恶寒，咽干痛，乏力，纳食可，或有大便干，舌红，苔白腻或薄黄腻，方药银翘散、白虎汤、藿朴夏苓汤三方化裁，每每取效。

2. 奥密克戎患者临床表现

患者总体的临床表现相对较轻，病程较短，平均 2 周左右，治疗效果较好。高热 39 ℃以上的患者只需 2 剂中药就能热退神清，石膏需大量，至少在 60 克以上，兼有湿邪的要配伍藿香、佩兰、薏苡仁，咽部干痛的要配伍射干、银花、连翘、玄参。大便干可加大黄、芒硝，预后较好，未曾见到转为重症和危重症。

3. 奥密克戎患者胸部 CT

患者的胸部 CT 影像大多无异常，只有普通型的病例出现不太浓密的斑片状阴影或磨玻璃影，面积和体积较小，多位于双肺尖部，病位表浅，易治；而以往的非奥密克戎病例多位于双肺下叶和肺底部，且靠近胸膜，阴影的面积和体积较大，病位较深，炎症消散的速度较慢，难治。

总之，通过以上对新冠病毒奥密克戎变异株的流行病学及临床特点分析，就可以得出一个初步结论：风热犯肺，湿热壅肺，肺失宣降是本次疫情的基本病因病机，疏散风热，清热祛湿，辛凉宣肺是奥密克戎变异株感染的重要治法。从"寒湿疫"到"湿热疫"，出现了一个病理机制的转换；在方药的选择上进而完成了从桂枝汤、藿朴夏苓汤、四逆汤到银翘散、藿朴夏苓汤、白虎汤的过渡，即所谓"见病知源，随证治之"。同时我们根据 2 年多的临床研究和新冠病毒变异的发展趋势，可以预测未来变异病毒的致病力会越来越弱，对人类的危害会越来越小，最终会逐渐和人类握手言欢，和平相处。

六、"战疫"信息的反馈

（一）钟南山院士团队研究论文

收集了全国 1099 例新冠肺炎患者的临床数据，研究论文于 2020 年 2 月 28 日在 NEJM（新英格兰医学期刊）杂志发表，主要研究结果如下。

1. 人口统计学和临床特征

从 2019 年 12 月 11 日至 2020 年 1 月 29 日，研究纳入了其中 1099 例患者的临床数据。在这些患者中，武汉金银潭医院最多（132 人）。这项研究纳入的医院比例占全国 30 个省（自治区、直辖市）1856 家定点医院的 29.7%。在这 1099 例新冠肺炎患者中，医务人员占 3.5%，1.9% 的新冠肺炎患者与野生动物有接触史。这些患者中，武汉居民有 483 人，占 43.9%。在武汉市以外的患者中，有 72.3% 与武汉居民有接触，其中

31.3%曾去过武汉，25.9%既没有去过武汉，也没有与武汉居民接触史。

中位潜伏期为4天（四分位间距为2—7天）。患者的中位年龄为47岁（四分位间距为35—58岁）；15岁以下患者占0.9%。女性占41.9%。入院时发热占43.8%，住院期间发热占88.7%。第二个最常见的症状是咳嗽（67.8%），恶心或呕吐（5.0%）与腹泻（3.8%）少见。在这1099例患者中，23.7%患有至少一种合并症（如高血压、慢性阻塞性肺疾病）。

入院时，这些新冠肺炎患者中926例（84.3%）为非重症，173例（15.7%）为重症。重症比非重症患者年龄高7岁（中位数）。此外，重症患者比非重症患者更多见合并症（38.7% vs.21.0%）。

2. 影像和实验室检查结果

入院时进行的975次CT扫描中，86.2%患者显示有异常结果。胸部CT最常见的表现为磨玻璃影（56.4%）和双侧斑片影（51.8%）。在877例非重症患者中，有157例（17.9%）未发现影像学异常；在173例重症患者中，有5例（2.9%）未发现影像学异常。

入院时，淋巴细胞减少占83.2%，血小板减少占36.2%，白细胞减少占33.7%，大多数患者CRP（C-反应蛋白）水平升高，较不常见的是谷草转氨酶、谷丙转氨酶、肌酸激酶和D-二聚体水平升高。重症患者的实验室异常（包括淋巴细胞减少和白细胞减少）比非重症患者更为突出。

3. 病情的轻重与临床结果

在研究期间，没有患者失访。67例患者（6.1%）发生了主要复合终点事件（入住ICU、机械通气、死亡），包括入住ICU的占5.0%，有创机械通气的占2.3%，死亡的占1.4%。在173例重症患者中，有43例发生了主要复合终点事件，占24.9%。在所有患者中，复合终点的累积风险为 3.6%；而在重症患者中，累积风险为 20.6%。

58.0%的患者接受静脉抗菌药物治疗，35.8%的患者接受了奥司他韦治疗；氧疗占 41.3%，机械通气占 6.1%；重症患者接受这些治疗的比例更高。与非重症患者相比，重症患者进行机械通气的比例更高（无创通气 32.4% vs.0%；有创通气 14.5% vs. 0%）。全身性应用糖皮质激素治疗共 204 例（18.6%），其中重症患者的比例高于非重症患者（44.5% vs.13.7%）。在这 204 例患者中，有 33 例（16.2%）进入 ICU，17 例（8.3%）接受了有创通气，5 例（2.5%）死亡，5 例重症患者（0.5%）进行了 ECMO(体外肺膜氧合)治疗。中位住院时间为 12 天(平均 12.8 天)。住院期间诊断主要为肺炎(91.1%)，其次是 ARDS(急性呼吸窘迫综合征)（3.4%）、休克（1.1%）。重症患者比非重症患者诊断为肺炎的比例更高（99.4% vs89.5%）。

（二）北京中医药大学刘清泉教授的报告

刘清泉教授于 2020 年 1 月 21 日受国家中医药管理局专家组的委托，前去武汉对疾病进行实地考察，先后在金银潭医院、武汉市中医院和武汉市中西结合医院进行了 100 多例的临床考察，总结了临床的几种特征——

1. 武汉的新冠症候及舌象特点

早期病情缠绵、反复，传染性强。进展期病情进展非常快，病情可以"日进"。一旦进入危重期，它每半天、每个小时发生的症状和病理改变都不一样。另外从临床表现上，早期发热或未发热，身热不扬，乏力尤甚，7 ~ 10 日后出现高热、烦热，甚至干咳、少痰、憋气，动则尤甚，大便不爽，便溏等。这种瘟疫病是非常注重舌象的，不管是吴又可、叶天士还是吴鞠通，他们这些温病医家对于舌象观察和描述都很重视。当然我们看张仲景《伤寒论》中对舌象的描述并不多，而到了温病这个阶段，舌象就很重要了。新冠肺炎患者从温病角度去看，舌象的变化是这样的，常见有舌色淡、淡红、黯、紫黯；舌体都是胖的，很少出现瘦的舌；舌苔以腻为主，不管是薄的、厚的、黄的、燥的，腻苔是核心。

在这次疫情考察研究期间，刘清泉教授也看了国外一些病人的情况，比如伊朗的，还有其他国家新冠肺炎患者的舌象情况，跟咱们中国是一样的，也是一种腻苔、红舌这样的特点。基于这样的临床特征，中医把这个病诊断为"疫病"。

2. 武汉新冠患者的发热、背痛及大便情况

武汉的一些专家总结出新冠肺炎患者的临床特点：低烧且反复加重、乏力、倦怠、咽喉疼痛、背痛。为什么会出现后背疼呢？这与新冠病毒侵犯部位有关系，它往往侵犯肺的背叶，然后出现成片的影像改变。以上这些是新冠肺炎的早期临床特征，这样的临床特征，在病程中大概持续7～10天。早期症状发热或未发热，身热不扬，午后尤甚；乏力、倦怠；咽喉疼痛，背痛持续7～10天后，病人会出现一个突然的变化，体温由原来的37.8 ℃、37.9 ℃，突然开高至38.5～39 ℃，出现咳嗽、干咳、无痰、胸脘痞满、脘腹胀满。在7～10天内，有一部分病人出现大便不畅、便溏等，或出现纳食不香、运化呆滞等脾胃症状，这些症状在很多病人身上都有明显表现。对于患者出现大便不爽、大便黏滞、便溏这些症状，西医常常用思密达来治疗，但往往不起效，反而对病情不利，没有对患者的病情进展有很好的阻断作用。

关于刘教授讲的上述情况，在我院收治的患者中总体上也是这样的临床表现，只是咽喉疼痛症状很少见到。舌苔的情况，济南的新冠肺炎患者和武汉及国外的新冠肺炎患者基本一致，绝大多数呈现舌质淡、苔白腻或白厚腻，很少见到舌质红、舌苔黄或燥苔、老黄苔等，与17年前的非典型肺炎和2009年的甲流有着本质的区别，一个属寒，一个属热，性质完全不同。

3. 新冠是否"恶风寒"

刘教授还考察这个疾病在这个时间段的另外几个特征，反复研究和询问病人有没有恶寒、恶风，有没有肌肉酸痛。这几个症状西医是不大关注的，但对于中医来说，了解这些症状对辨识疾病性质特点是很重要的。绝大部分病人在早期没有明显的恶风寒；有一部分人在出现发热，体温到 38.5 ℃以上的时候，才会出现肌肉酸痛，在早期只是一个倦怠、乏力的症状表现。恶风寒重要不重要？非常重要，它是我们鉴别病人是否有表证的一个重要指征。"有一分恶寒，便有一分表证。"实际上恶寒和表证是什么呢？它是针对伤寒来谈的，而真正的温病是没有明显的恶寒的，只是有轻微的恶风。张仲景在伤寒论中也讲道："太阳温病，发热而渴，不恶寒。"温病著作中也讲到太阴温病也是发热而渴不恶寒，但是它有一个微微的恶风寒。恶风寒是什么？是一种表证。所以说恶风寒、肌肉酸痛是表证的特征，是伤寒和温病的鉴别要点。

那么对于这一次新型冠状病毒感染的患者，它的恶风寒表现是怎样的呢？刘教授通过对大量病例的询问和观察，并没有发现明显的"恶风寒"这一临床特点。古代医家针对传染病"瘟疫"的研究中，亦未有"恶风寒"这样的描述，只是在《温病条辨》和《温疫论》中提出了"憎寒"的概念，它是非常冷的一种恶寒，和恶风、恶寒是不一样的，因此可以说"恶风""恶寒"并不是"瘟疫"的典型特征表现。

从我们学习和探究中医从古到今关于疫病的文献，以及接触并介入到传染病诸如非典、甲流、新冠肺炎的救治过程中发现，外感的伤寒、温病和瘟疫三者是有明显差异的，值得我们去认真思考。虽然新冠肺炎没有明显的恶风恶寒，也就是说"表证"的证据不充分，但临床表现还是能够见到有鼻塞、咽痛、咳嗽、发热或身热不扬、舌苔腻等症候，故解表、宣肺、祛湿的方法我们还是要用的，实践证明也是有效的。

以济南市传染病医院收治的新冠肺炎病例为样本进行调查，没有恶寒和恶热的，只有一例有点轻微恶风，肌肉酸痛也很少见，这说明病毒的侵入还没有打乱人体气血阴阳的平衡，生命活动尚处于一个"正常"的状态。

4. 刘清泉关于喘、咳、憋、闷的病机认识

刘教授还谈到新冠肺炎患者在出现发热的时候，同时伴随喘、闷、憋气、干咳、咳嗽等症状，并将其与喘病、慢阻肺患者所表现出来的喘、闷、憋气相鉴别。他认为新冠肺炎所表现出来的病机是一种肺气的郁闭，故肺的宣发和肃降的功能没有了，而出现咳也咳不出来、降也降不下去的表现，临床上我们很容易把它和中医肺胀的喘、憋、闷相混得淆。所以在治疗方面不能简单用宣肺、降肺的方法解决问题，要开窍、调中焦，中焦的升清降浊功能恢复正常，这种憋气、喘、闷的症状才能解决。

我院收治的两例较重的病例也证明了这一点，一例演变为重症，一例接近重症。临床表现：反复地发热甚至高热，憋闷、咳嗽得厉害，影像学提示两肺底大片的磨玻璃影及片状的实变影交织并存，患者稍微走两步就喘就咳，在床上稍一翻身就憋气。用现代医学的指标氧饱和度进行观察，在运动状态下氧饱和度会迅速下降至 50% ~ 40%；在吸氧的情况下，需要 10 ~ 20 分钟才能把氧饱和度提到 92%、95% 这样一个水平。类似这样的病例是很难用宣肺之麻黄、杏仁解决，因为肺底部的肺泡被分泌物淹没，肺泡的换气功能在外力的作用下被强制性地剥夺了，因而还要用降肺的方法。刘清泉提到了吴又可《温疫论》里面的三消饮。这个方子里面有一味大黄，利用大黄的通降功能把中焦脾胃的升清降浊问题解决好。所以治疗重症新冠肺炎患者加入大黄效果更好一些。在这个重症患者中我们除了宣肺、降肺还用了温肺散寒的办法，温补肺阳、温肺化饮的药物如附子、干姜、细辛、桂枝等，通过温通阳气来蒸发"水液"，正所谓"离照当空，阴霾自散"，促使肺内的分泌物快速吸收，从而改变了新冠病毒赖以生存的"阴寒"环境。

5. 喘、憋、闷可作为新冠肺炎重症化的预测指标

对于刘教授所讲的内容和他对新冠的认识，我是非常赞同的。我认为一旦出现喘、憋、闷的症状，那就是重症化的表现，就说明两肺的换气功能因肺部炎症受到了极大影响，这在新冠肺炎病人的尸体解剖中得到了证实。在肺部的解剖中发现双肺的中下肺叶有大量的分泌物，有的黏稠，有的呈现胶冻样的改变，不易咳出，特别是应用呼吸机治疗的，由于用呼吸机往里直接压气，进而把黏稠的分泌物推向远端，使得远端的肺组织进一步地缺血缺氧，肺泡功能完全丧失。这也是武汉最初重症、危重症的死亡人数每天都在 150 人左右的原因。待尸体解剖结果出来之后，才改进了治疗方案，先用吸痰器吸痰，再用呼吸机辅助呼吸，一下子就把每天的死亡人数降到了 40 人左右。所以对于一个新发传染病的认识有一个逐步深入的过程。在这里我很佩服国家中医药管理局疫情防控领导小组的一位领导曾经说过的一句话"对于重症、危重症的救治要敢于上手段"，正是因为这句话，战斗在一线的医生解放思想，创新疗法，最终降低了病亡率。

（三）重症新冠肺炎患者案例介绍

在我院住院的一例重症患者，有一个逐渐加重的过程，其发热、胸闷、憋气的症状及发热的轻重与影像学的进展基本上相吻合，关于该例中西医联手治疗的重症案例，详细情况我在这里介绍一下，以飨读者。

男，26 岁，因发热 4 天，咳嗽、咽痛 3 天，于 2020 年 1 月 24 日入院。

患者既往体健，1 月 18 日有与武汉返济新冠肺炎患者密切接触史；1 月 20 日出现发热，体温最高 38 ℃，伴恶寒；1 月 21 日出现咳嗽、咽痛，咳少量黏痰；1 月 23 日于当地诊所就诊，应用"利巴韦林""头孢""左氧氟沙星"治疗 1 天，体温无下降，遂来我院住院治疗。

入院症见：发热，不恶寒，咽痛，咳嗽，咳吐少量黏痰，无胸痛、胸闷，乏力，食少纳差，无恶心呕吐，二便可，舌质偏红，舌苔白腻稍黄，

满布舌面。查体：神志清，精神差，咽部充血，扁桃体Ⅱ度肿大，双肺呼吸音粗，未闻及干湿啰音；血常规，甲、乙型流感病毒抗原及 H7 亚型流感病毒抗原检测均阴性；肺部 CT 显示肺炎。1 月 26 日济南市疾控中心报告其新型冠状病毒核酸检测阳性，可明确诊断为新型冠状病毒肺炎（普通型）。给予维生素 C 注射液、洛匹那韦利托那韦片（克力芝）、注射用人干扰素 α-1b、注射用胸腺五肽等综合治疗。

1 月 27 日患者仍发热，最高体温 38.2 ℃，PaO_2/FiO_2 比值小于 300 mmHg，双肺 CT 显示双肺纹理紊乱，双肺内见多发斑片状密度增高影（较 2020-01-24 CT 片明显加重），以双肺下叶为著，肺部 CT 新发感染灶＞50%，呈进展表现，符合新型冠状病毒肺炎重型诊断标准。遂转入 ICU，在抗病毒治疗基础上调整吸氧浓度，使 SaO_2（血氧饱和度）维持在 95% 以上；加用乌司他丁、血必净改善肺部炎症反应，静注人免疫球蛋白增强抵抗力，加用甲泼尼龙琥珀酸钠 (40 mg bid) 抗炎，用头孢哌酮舒巴坦钠抗感染治疗，并同时加强营养支持，监测血气分析、体温及生命体征的变化。

为收中西医优势互补之效果，加用中医治疗。患者发热，不恶寒，伴咳嗽、咽痛、乏力、鼻塞等不适症状，舌质偏红，舌苔黄白相间且厚腻，以白色为主，覆盖整个舌面。中医辨证为湿热郁肺，肺气失宣，治疗给予清热解毒、宣肺祛湿法。处方：银花 15 克、连翘 15 克、炙麻黄 6 克、石膏 30 克、厚朴 12 克、藿香 30 克、佩兰 15 克、炒杏仁 12 克、前胡 12 克、薏苡仁 30 克、瓜蒌皮 20 克、制苍术 12 克、炙甘草 6 克，水煎服，日 1 剂。观察患者变化，随时调方。患者治疗过程中大便次数较多，考虑与洛匹那韦利托那韦片的副作用有关，加用枯草杆菌二联活菌改善肠道菌群，培脾土以生肺金。1 月 30 日患者体温已正常，胸疼症状减轻，氧合指数较前升高，炎性指标无明显升高，当前治疗有效，继续维持原方案，同时甲泼尼龙琥珀酸钠减量为 20 mg，bid。此时患者已不发热，伴干咳，无明显咳痰，伴胸疼，无胸闷、憋喘，饮食睡眠可，小便正常，舌质淡红，舌苔白腻稍黄以中心为著。舌苔的厚度及颜色较两天前明显退化，此湿热之邪已衰减大半，但湿浊缠绵，余邪尚存。宜湿热分消，祛湿为主，湿去热孤，疾病向愈。上方去辛寒伤阳之石膏，加炒白术15克、陈皮12克培脾土以治水湿。水煎服用，再进三剂。

2月2日患者又发热，体温波动38.4 ℃~39.4 ℃，无明显咳嗽、咳痰、胸闷等症状。查体咽部充血，扁桃体无肿大，双肺呼吸音粗，无干湿性啰音。血常规：白细胞为12.97×10^9/L，中性粒细胞数为10.8×10^9/L，中性粒细胞比率为83.0%，淋巴细比率为7.4%，C反应蛋白为17.26 mg/L，白介素6为30.43 pg/mL，血清淀粉样蛋白A为53 mg/L，真菌β-D葡聚糖（G试验）为89.6 pg/mL。复查胸部CT：双肺内见多发斑片状密度增高影（比较1月27日CT结果，提示病变范围加大，所有病变密度呈现磨玻璃影），双肺下叶为著，局部胸膜增厚。患者持续发热，感染状态下免疫力低下，又因近期应用激素，所以不排除肺内真菌感染。鉴于目前呼吸功能尚可，甲泼尼龙琥珀酸钠已应用5天，遂停用。经科内讨论，加用卡泊芬净抗真菌治疗，并同时增加胸腺肽用量以调节免疫；给予白蛋白、呋塞米扩容利尿，并减少液体入量，防止液体超负荷导致肺水肿及呼吸窘迫。患者体温峰值39.4 ℃，无明显咳嗽、咳痰，活动后感憋喘，呼吸频率加快，饮食、睡眠可，大小便正常；舌质偏红，舌苔白厚腻以中心为著，舌苔的厚度及覆盖面积较2天前有所增加。经向山东省中医局疫情处置专家组传送舌象图片及2月1日胸部CT影像资料会诊后，专家组认为该患者湿热瘀毒均存在，正邪抗争之后，正气已虚，邪气未却，治疗当补益肺气，活血通络，清热祛湿，处方调整如下：生黄芪24克、党参15克、炙麻黄6克、厚朴12克、藿香30克、炒杏仁12克、前胡12克、薏苡仁30克、瓜蒌皮20克、制苍术15克、炙甘草6克、炒白术15克、陈皮12克、清半夏9克、当归15克、赤芍15克、葛根

18 克、川芎 18 克、浙贝母 15 克、黄芩 12 克、银花 15 克、连翘 15 克、白花蛇舌草 12 克、半枝莲 12 克，水煎服。

2 月 4 日患者体温又趋正常，活动后仍咳嗽、憋喘明显，进食量可，小便量可，大便干，查体咽部已无充血，扁桃体无肿大，双肺呼吸音粗，左肺底闻及湿性啰音。复查，血常规正常，真菌 β-D 葡聚糖（G 试验）49.4 pg/mL，肝功：谷丙转氨酶 129 U/L，谷草转氨酶 73 U/L，谷氨酰转肽酶 102 U/L；C 反应蛋白 36.69 mg/L，铁蛋白 1581 ug/L。停用损害肝功能的洛匹那韦利托那韦片，加用五酯胶囊保肝降酶治疗。患者体温较前下降，诸症减轻，但大便偏干，舌质偏红，舌苔白中见褐色且厚略腻，以中心为著。拟原方基础上去半夏、瓜蒌皮，加涤痰通腑之全瓜蒌治之。

2 月 6 日患者体温再次升高，峰值 38.2 ℃，活动后有咳嗽，仍感憋喘，深吸气时自觉胸痛，查体双肺呼吸音粗，但左肺底呼吸音弱。辅助检查：白细胞 12.76×10^9/L；C 反应蛋白 58.82 mg/L，铁蛋白 958.9 ug/L；胸部 CT 符合双肺肺炎并双肺下叶局限性肺不张表现。经科内讨论后，加用美罗培南、利奈唑胺联合抗感染治疗，停用头孢哌酮舒巴坦钠，其他常规治疗继续。患者再次发热，活动后感憋喘，舌质偏红，舌苔灰褐、厚略腻，以中心为著。考虑患者因长期输液及应用抗生素致机体内稳态失衡，肠道菌群失调，而呈现中医水湿困遏，中焦失运，湿遏热伏，气阴两伤之证，治疗以宣肺祛湿通阳，运脾益气养阴，佐以活血通络，改善肺部微循环，处方如下：炙麻黄 6 克、藿香 15 克、炒杏仁 12 克、前胡 12 克、薏苡仁 30 克、炒白术 15 克、陈皮 12 克、银花 15 克、连翘 15 克、当归 15 克、赤芍 15 克、葛根 18 克、川芎 18 克、生黄芪 30 克、党参 15 克、川贝母 10 克、黄芩 12 克、沙参 10 克、麦冬 15 克、生姜 9 克、大枣 4 枚，水煎服，每日 1 剂。

2 月 11 日患者体温恢复正常，咳嗽、咳痰减轻，活动后憋喘较前缓解，食欲亦改善，二便正常，氧合指数 354 mmHg，舌质淡红，苔白略腻。

考虑患者经治疗后，邪热已祛，正气渐复，但湿性黏滞，余邪仍存，"湿为阴邪，非阳不化"，宜减凉药以助祛湿。上方去川贝，减银花、连翘剂量，继服。

2月14日患者体温持续稳定正常，咳嗽、咳痰进一步减轻，复查CT：符合双肺肺炎并右肺下叶局限性肺不张，治疗后较前好转CT表现，右侧胸腔少量积液。患者刻下不发热，中度畏寒，轻度咳嗽，咳痰稀白，偶尔胸闷，活动后加重，时有口干，喜饮水，乏力，易疲劳，四肢有沉重感，肌肉酸痛，舌质淡暗，舌苔白腻。此大病将愈，邪退正虚之候，即叶天士所言"湿热一去，阳亦衰微矣"。辨证为肺脾两虚，血水不利，治当益肺健脾，佐以温阳治水、活血通络之法，处方：党参15克、黄芪30克、附子9克、茯苓15克、藿香10克、砂仁6克、炒白术30克、炒扁豆30克、法半夏9克、陈皮10克、沙参12克、麦冬12克、赤芍15克、桃仁12克、黄芩12克、桂枝12克、白芍12克、生姜9克、大枣4枚，水煎服，日1剂。

2月17日患者体温持续正常，诸症消失，无呼吸窘迫，在不吸氧情况下血氧饱和度稳定在100%，氧合指数持续大于300 mmHg，并于2月20日先后两次新型冠状病毒核酸检测为阴性，复查胸部CT，肺炎影像征已消失，新型冠状病毒肺炎终告痊愈。

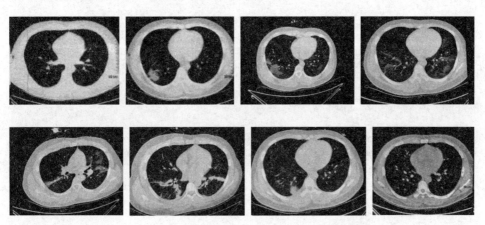

图3　治疗过程中CT检查炎症表现的动态变化

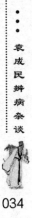

034

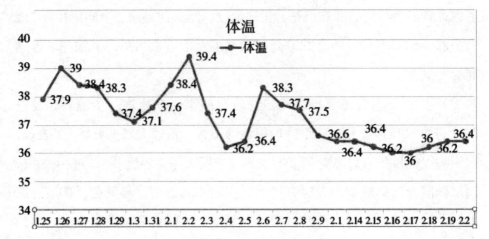

图 4　治疗过程中体温的动态变化

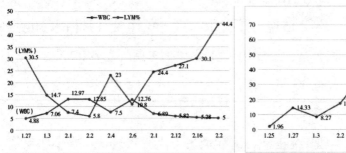

图 5　治疗过程中白细胞计数（WBC）及
淋巴细胞百分比（LYM%）变化

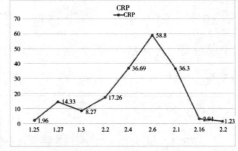

图 6　治疗过程中 C 反应蛋白（CRP）变化

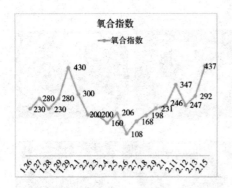

图 7　治疗过程中氧合指数的动态变化

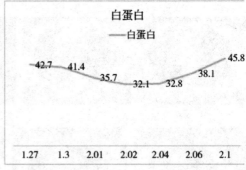

图 8　治疗过程中血清白蛋白的动态变化

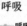

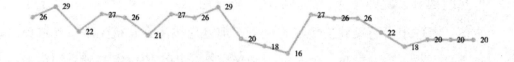

图 9　治疗过程中呼吸频率的动态变化

讨论：

此次新型冠状病毒疫情，据研究属于 β 属的新型冠状病毒，是单股正链 RNA 病毒，命名为 SARS-CoV-2。该病毒广泛分布于人和其他哺乳动物中，虽然大多数冠状病毒感染症状轻微，但有两种 β-冠状病毒：严重急性呼吸道综合征冠状病毒（SARS-CoV）和中东呼吸综合征冠状病毒（MERS-CoV）均来势汹汹，可致大规模肺炎爆发。新型冠状病毒具有广泛的传染性，其致病性较 SARS-CoV、MERS-CoV 为弱，但仍有较多的老年及患有基础疾病的患者易发展成重型或危重型病例。本案例患者一度氧合指数 < 200 mmHg，且 24 小时肺部病灶进展超过 50%，但尚未休克及呼吸衰竭，故归属重型病例。

该患者整个病程体温状况呈现"三起三落"，反映其人体免疫系统与病原体斗争处于反复拉锯状态。本案例患者入院时白细胞、中性粒细胞、淋巴细胞均正常，其他诸流感病原体检测均为阴性，肺部 CT 示肺炎改变，2019-nCoV 核酸检测阳性，确诊新型冠病毒肺炎 (普通型)。入院第二天 PaO_2/FiO_2 < 300 mmHg，且 24 小时肺部病灶进展超过 50%，呈新型冠状病毒肺炎重型表现，给予重症监护，在抗病毒治疗基础上，辅以激素抗炎，抑制免疫风暴的形成，以及抗外渗药物治疗以减轻免疫

损害，并随时纠正电解质紊乱及加用高流量吸氧等支持疗法，力求保证电解质的平衡和血氧稳定。经过三日治疗，患者体温正常，诸症好转，但热歇两日，旋即又起，热势更甚。查真菌 β–D 葡聚糖指标，高于正常值，考虑患者感染状态免疫力低下，加之应用激素及抗生素，导致免疫力进一步下降及菌群失调，而致肺部真菌感染。原方案基础上加用卡泊芬净抗真菌，并撤去激素，再加白蛋白增强人体免疫力及修复力，体温又降至正常。两日后体温又升，此时白细胞数升高，中性粒数目及比重增大，肺内炎症进展。考虑细菌感染较重，原方案停用头孢哌酮舒巴坦钠，改美罗培南及利奈唑胺强强联合，抗菌消炎，体温平复，未再升高，诸症消失，无呼吸窘迫，在不吸氧情况下血氧饱和度能稳定在 100%，氧合指数持续大于 300 mmHg，解除重症监护。

中医学把自然界强传染性的病原体统归为"戾气"，治疗不主张杀灭病毒等病原体，而是从整体改善人体机能，调节机体免疫力，驱邪外出，来促使疾病康复。在该案例治疗中，中医药体现了三个独特方面：

（1）中医时刻以辨证论治为原则。根据症状变化寻求内在病机的变化，随内在病机的改变而不断调方，使药证尽合，而收分阶段逐渐康复的效果。

患者起病之初，邪气实而正气不虚，发热咽痛，舌红苔腻，此湿热郁肺、肺气失宣之证，治疗以清热解毒、宣肺祛湿法，给以三仁汤合麻杏石甘汤化裁。麻杏石甘汤出自仲景《伤寒论》，治疗"汗出而喘，无大热者"，为现在调理肺炎第一方。麻黄辛温、石膏辛凉，二者配伍，有宣通肺气、宣散郁热之功效。三仁汤出自《温病条辨》，为吴鞠通三焦分理湿邪之要方。上焦开宣，药用杏仁；中焦宜芳化苦燥法，药用藿香、厚朴、陈皮、半夏；下焦则以淡渗为主，用茯苓、薏苡仁之类。如此三焦分治，充分发挥肺脾肾三脏于三焦协调治水的作用。咽痛为热毒积聚之象，加银花、连翘解毒利咽，又制约祛湿药温燥助热之弊。经过短暂的宣肺祛湿解毒，虽热退症减，但湿性缠绵，难以速清，遂加炒白术、陈皮培脾土以治水湿。湿性缠绵，致病反复，热势又起，动后憋喘，舌苔仍厚，此正邪斗争之后，正气已虚，邪气未却，治疗当原法基础上加扶正补肺之党参、黄芪，以收扶正祛邪之效。药后体温下降，诸症减轻，然热势既久，又屡用治湿之药，津液已伤，大便干燥。因湿邪未退，阴虚不甚，暂不宜加麦冬等养阴滋腻之品，只可投瓜蒌等润燥通腑之药，其又可洗心涤肺而无恋邪之弊。其后患者病情又有反复，发热、胸痛、咳嗽憋喘，舌苔灰黑而润。此灰黑苔因久用抗生素之后，人体痰饮水湿积聚的外在反映，与阳明腑实的灰黑燥结苔不同。"病痰饮者，当以温药和之"，"湿为阴邪，非阳不化"，故减银花、连翘寒凉解毒之品；疫毒郁久，壅塞肺络，血运不畅，而致胸痛，宜加当归、川芎、赤芍等活血通络之品，改善肺部微循环；再结合前方之解毒宣肺、祛湿通阳之法，使药与证相和，而疾病向愈。

（2）**温病看舌，伤寒重脉**。舌像分为舌苔与舌体，苔查气病，候外邪；体诊血分，候本质。"疫戾"等时行之气，在舌苔上反应最著，再候舌体之红、淡，便可知正气之实、虚。在疫病快速传变期，舌象可一日数变，脉象则略显滞后。此例患者，八个阶段而显八种舌像，虽有舌苔厚腻等湿邪致病的共同点，但依据患者正气之盈虚，病程阶段之寒热及药物的影响而又有其独特表现。初期邪盛，热化不显，正气不虚，舌淡红而苔白厚，苔布满舌，则提示初起邪气盛散漫不收；舌体红而舌苔转黄，则提示正被湿遏，肺气不宣，久而化热之候；因输液日久，水湿伤阳，阳伤水困，舌体淡而见齿痕，舌苔灰黑而滑润；后期邪退正虚，舌苔渐化，正气受损，舌体淡白。此例重症患者，病情变化较速，只有识得舌象之变化，及时调整治疗之方药，方能进退有据，游刃有余。

（3）**恢复期邪退正虚**。气阴两伤，阴阳并损，而症见乏力、畏寒、纳差、口干、神思倦怠、嗜卧懒言。现代医学无特殊疗法，常嘱病人卧床休养，而中医通过补益扶正，开胃健脾疗法，可使患者正气很快恢复，体力改善较著。该患者后期体温平复，微咳畏寒，身重纳差，乏力口干，依据"气血俱要，补气在补血之先；阴阳并需，养阳在滋阴之上"的原则，以"香砂六君子汤"补气健脾，且培补后天化生之源；附子、黄芪补火升阳，又可振元阳以充表卫；舌质淡暗，久病入络，桃仁、赤芍活血通络，改善肺部循环以促肺炎病灶修复。药后患者体健身轻，咳止纳开，痊愈出院。

本例新型冠状病毒肺炎重型患者，经过中西医联合治疗，最终体温平复，临床症状及各理化检查都得到明显好转，两次核酸检测均呈阴性，CT肺炎影像消失，中西医结合治疗本病疗效确切（舌象变化见148页彩插8）。

七、关于痰的问题刍议

痰是疾病过程中的一种病理产物，在肺系疾病问诊的过程中是一项不可或缺的内容，它会直接影响到我们的治疗方向。有没有痰，痰之多少，如果有的话是稀痰还是黏痰，是白痰还是黄痰，都要问清楚。入住我院的新冠肺炎患者大多都没有痰，少数几例患者有少量黏痰，只有一例出现大量的稀痰，应用温肺化饮的方剂治愈了。如果伴随着干咳的话可以在方剂中加一些诸如沙参、麦冬、蜜紫苑、蜜冬花等养阴化痰的药。

如果患者高热不退，或反复高热，热程较长，或在病程中合并细菌感染，加之平时素体阳盛，原有的寒痰由于热毒炼液成痰，而变成热痰、黄痰，这就要视情况清化热痰，最好在滋阴养津的同时清肺热，解肌表，祛痰热，这个时候肺部影像往往出现肺实变，势必会影响肺部的微循环，所以还要加入凉血活血的药物。疫情期间我没有被派往武汉，也没有见到较多的重症和危重症患者，到底有多少咳吐黄痰的患者不得而知。

以我院这位26岁的重症患者为案例，患者"血气方刚"，由于合并细菌感染联用几种级别比较高的抗生素，虽经反复高热，也没有表现出"热化"的证候，相反从舌象来看依然是一种寒象的存在。因为抗生素特别苦，苦寒容易戕害人体的阳气，更何况用了十几天的时间。《素问·生气通天论》曰："阳气者，若天与日，失其所，则折寿而不彰，故天运当以日光明，是故阳因而上，卫外者也。"这段经文阐明了阳气对于人体的重要性。因为这个冠状病毒喜寒而恶热，所以治疗新冠肺炎要以处处顾护人体阳气为关键。

八、有关新型冠状病毒的基本知识

新型冠状病毒又称为 SARS-CoV-2，而因感染该病毒所引起的疾病叫新型冠状病毒病（COVID-19），多数人将两者混淆，形成概念上的混乱。

为了澄清对新冠病毒的一些模糊认识，本人引用了一位知名学者夏海宁翻译的一篇由美国加州大学旧金山分院 Clifford Lowell 教授的演讲稿——"新冠 COVID-19：病毒学、免疫学和病理学"，我读了这篇文章感觉很有意思，于是在尊重原创的基础上加工提炼了一些通俗易懂的内容，分为以下几个小问题给大家科普一下。

（一）什么是冠状病毒？

冠状病毒（CoVs）是一种有包膜的、非节段的正链单股 RNA 病毒，其基因组大约有 3 万个碱基对，是一种最大的 RNA 病毒。该病毒表面分布着许许多多的刺突蛋白，病毒就是靠这些刺突蛋白与人体细胞受体结合的。它们主要感染禽类和哺乳动物。目前已发现 26 种该病毒，被分为 4 个属（α、β、γ 和 δ），其中 α 和 β 属可感染人类致病种。已有研究发现，SARS-CoV-2 与严重急性呼吸综合征相关冠状病毒（SARS-CoV）和中东呼吸综合征相关冠状病毒（MERS-CoV）同属于 β-冠状病毒，人类感染后可部分引起重症或危重症疾病。至于我们日常司空见惯的普通流感病毒都是属于 α 型的。这些病毒是 1960 年之后被发现和确认的，流行率约为 15%。70% 的人群曾经被感染过，感染后通常一段时间内会带有抗体。

我们今天谈论的是近二十年出现的一些新型致病病毒，它们对人类的危害是最大的。它包括 2002 年在新加坡和多伦多等地爆发的萨斯冠状病毒（SARS-CoV），2012 年在中东等地爆发的 MERS-CoV 病毒，以及目前正在流行的新冠病毒（SARS-CoV-2）。SARS 和 MERS 都属于 β 型病毒。SARS 造成 8000 人感染，致死率约 10%，现在已经灭绝，过去 10 年中没有新发病例。MERS 造成 2000 人感染，致死率约 35%，在中东和亚洲各地仍有零星流行。

（二）新冠病毒的基因组结构

新冠病毒 SARS-CoV-2 的基因组结构，它的前面都有两个主开放阅读框（指基因中具有编码蛋白潜能的序列）。开放阅读框编码的非结构大蛋白会被裂解为 16 个小蛋白，这些小蛋白与病毒的复制和寄主免疫反应有关。结构蛋白包括 4 种：纤突蛋白（S）、病毒包膜（E）、蛋白膜（M）和病毒核酸衣壳（N）。其中 S 蛋白是与人体受体结合的蛋白，通过与受体的血管紧张素转换酶（ACE2）进行结合，非常容易进入人体细胞。

（三）冠状病毒是如何进入人体的？

冠状病毒通过与受体 ACE2 的肽酶域结合而进入人体细胞。S 蛋白和 ACE2 被跨膜丝氨酸蛋白酶 2（TMPRSS2）劈开，形成一个楔口。这使得 S 蛋白结构发生改变，使病毒的亚单位楔入细胞膜的磷脂双分子层。这个进入机制与流感很相似。所以只要能找到一个能够阻断楔入发生的方法，就能有效阻挡 S 蛋白进入细胞。血管紧张素转换酶 2（ACE2）的表达主要在肺上皮细胞和心、肾的血管内皮上。ACE2 酶的目的是降血压。血管紧张素 ACE 将血管紧张素 I 型（AT-I）劈开成为血管紧张素 II 型（AT-II），形成较小的肽蛋白，而 ACE2 的功能是与 ACE 抗衡，可以阻止 ACE 产生更多的 AT-II，因为过高的 AT-II 会导致血管收缩、肺水肿、高血管渗透性和急性呼吸窘迫综合征等。用 ACE 抑制剂可以降低 ACE 水平，从而降低 AT-II 的产生（这种方法往往被用于治疗高血压），但它只影响 ACE1 受体，并不影响 ACE2。它可能会导致肺部病变，例如支气管痉挛。因此可以说只要设法阻止 ACE2 的产生亦能阻止新冠病毒进入人体细胞，这为我们研究新冠治疗药物和手段提供了思路。

（四）新冠病毒经过高度进化并适应了人体

新冠病毒的 S 蛋白可以高效并快速楔入寄主体内，不仅与寄主的受体有高度亲和力，而且还可能调节寄主的天然免疫响应。它能够迅速大量复制，短时间内达到较高的病毒血症，这或许是它的传染性和致死率居高不下的原因。它相当稳定，可在肠胃道中复制并从粪便中检测到它的分泌物。

来自 Scripps Research（斯克利普斯研究所）的 Kristian Andersen 于 2020 年 3 月 17 号发表在《自然医学》上的一篇论文表明，新冠病毒的核酸基因组排序有将近 3 万个碱基对，其中包含 S 蛋白区以及 S 蛋白的 2 个亚单元 S1 和 S2，并分析了集中在受体结合域（RBD）部分、切割区（位于 S 蛋白亚单元 670—690 之间）部分以及这个区域下的多碱基切割点部分。该论文分析了 6 种冠状病毒在这几个区域的异同。这 6 种病毒中的第一个是新冠病毒，第二个是蝙蝠病毒 RaTg13，第三个是穿山甲病毒，第四个是 2003 年的 SARS-CoV 病毒，第五和第六是两个与蝙蝠 SARS-CoV 相关的病毒。如果仔细观察，可以发现在 S 蛋白区域，穿山甲的基因序列替换了蝙蝠病毒 RaTg13 的这段序列，形成了新冠病毒。

可以假设穿山甲的基因序列与蝙蝠的基因序列在这个区域发生了重

组，目前正在流行的新冠病毒就是蝙蝠病毒 RaTg13 获得了穿山甲的这段 S 蛋白基因的结果。与 S 蛋白的另一个差异位于切割区（位于 S 蛋白亚单元 670-690 之间），把 S 蛋白切割为 S 蛋白亚单元 S1 和 S2。通过切割，可以将穿山甲的基因序列插入细胞膜。新冠病毒的这部分碱基来源目前尚不清楚。其中的氨基酸排列使得这个切割点特别易于接受各种蛋白酶。这段序列在蝙蝠和穿山甲的相对位置并不存在。也就是说，新冠病毒在亚单元 S1 和 S2 之间获得了一种新型的"弗林蛋白酶"切割点位。

（五）新冠病毒可能是蝙蝠病毒和穿山甲病毒重组的结果

通过冷冻电镜可观察新冠病毒的 S 蛋白与人体受体 ACE2 的亲和情况，最近《科学》杂志上发表了一篇关于新冠病毒 S 蛋白和 ACE2 受体亲和性的冷冻电镜结构的文章，比较了新冠和 SARS 病毒的受体结合域（RBD），凡是用穿山甲病毒替代蝙蝠病毒的部分，S 蛋白域和 ACE2 域均产生了紧密结合，大大提高或促进了两者间的亲和力，所提高的级别或许是对数级的，估计亲和力在纳米水平上。再加上前面提到的弗林蛋白切割位点，使得新冠病毒对人群具有非常高的传染性。这可以说是进化的奇迹，超出了人们的想象。

（六）蝙蝠是怎么回事

蝙蝠是许多人类病原体的来源，例如 SARS、MERS、埃博拉病毒、马尔堡病毒、亨德拉病毒等，所有这些致命的病毒均来自蝙蝠，这到底是怎么回事？这些病毒会进入人体并造成严重感染，之后又让人体获得免疫。可是，对人类这么致命的病毒在蝙蝠体内为什么不会让蝙蝠致病？研究发现，蝙蝠的免疫系统是完全独特的，且功能非常强大，特别是能快速产生 I 型干扰素响应。有些蝙蝠品种可以持续地产生干扰素并对干扰素刺激产生的基因出现持续表达的情况。它们除了能够表达 α 干扰素（IFN α）之外，还能够表达多种干扰素，并且不出现感染症状。作为一种补偿，蝙蝠的免疫系统常常降低对其他受体的先天调节能力（如NALP3 功能），扩展了 NK（Natural killer）抑制受体，通过减弱对 DNA 的探测功能，以此来建立一个稳定的病毒容忍状态。许多人猜测，蝙蝠之所以有较高的容忍度是因为需要降低炎症反应，这样一种持续的携带病毒状态可以适应飞行时体内产生的新陈代谢压力。

但这一切是如何演化为人体病原体的呢？2020 年 2 月份美国伯克利大学出了篇对此进行研究的非常棒的论文（该论文是 2019 年 5 月份提交的，所以与新冠肺炎无关）。他们解释了为什么蝙蝠病毒成了所有这些恶性病毒的来源。他们对普通非洲绿猴的肾细胞系和两种蝙蝠的细胞系（其中一种会持续地产生 α 干扰素）进行组织培养并对其进行三种病毒感染（VSV-g，rVSV-EBOV 和 rVSV-MARV)），然后观察这些病毒在三种细胞组织培养中的实时扩散情况。研究发现蝙蝠细胞系对多种病毒都有抵抗能力。

（七）蝙蝠细胞加速病毒演化

伯克利大学的这篇论文十分优秀，它含有大量数据和数学模型。通过研究发现蝙蝠对 rVSV-EBOV 病毒和 rVSV-MARV 病毒均有抵抗性。虽然可以找到病毒残余，但许多细胞并未受到感染。在一组用非洲绿猴做的动物实验中，当病毒大量复制时，肾细胞对病毒毫无抵抗性，被彻底杀死，这样病毒也就消失了。但对于某些细胞系，因为有 α 干扰素的持续产生，压制了病毒复制水平，虽然病毒仍然一直残留在细胞组织中，但蝙蝠的强抗病毒免疫能力让病毒在初期快速复制并产生持久的炎症。似乎蝙蝠超强的病毒免疫能力加速了病毒的变异，这虽然可以帮助蝙蝠避免炎症反应，但对人体的免疫风暴损伤是超乎想象的。蝙蝠病毒的情况大致就是如此。

九、我对新冠肺炎的中医思考

中医学认为新型冠状病毒肺炎属于"疫病"，致病因素属于"戾气"，疫病是指它的传染性，戾气是说暴烈的致病因素。这在历代的中医文献中都有散在的记载，并形成了系统的防治手段和方法，从而构筑了防治传染病比较成熟的辨证施治体系，对于本次疫情的治疗发挥了西医无法替代的作用，在此有必要从古代文献、病因、病机、治疗、预防等几个方面谈谈自己的看法。

（一）古代医家文献追踪

《黄帝内经》早已经有疫、疠的相关记载，并按照五行分类将疫分为"木疫""火疫""土疫""金疫""水疫"和"疠"。

对疫病的传染性及其烈度亦有形象的描述。如《素问·刺法论》指出："五疫之至，皆相染易，无问大小，病状相似。"在其后的东汉末年，疫病流行，其严重性在张仲景的《伤寒杂病论自序》中就可窥见一斑，"余宗族素多，向余二百，建安纪年以来，犹未十稔，其死亡者，三分有二，伤寒十居其七。感往昔之沦丧，伤横夭之莫救。"又曹植《论疫气》一书中说："建安二十二年，厉气流行，家家有僵尸之痛，室室有号泣之哀，或阖门而殪，或覆族而丧。"文学史上著名的"建安七子"竟有4人同时死于疫病。隋朝巢元方《诸病源候论》记载："病气转相染易，乃至灭门，延及外人。"北宋医家庞安时曾目睹疫病流行的情况，在其编撰的《伤寒总病论》中说："天行之病，大则流毒天下，次则一方，次则一乡，次则偏着一家。"至明清时代，经济相对发达的江浙地区，成为疫病流行的高发地带。在社会不发达、生产力落后、公共医疗卫生防控体系不健全的情况下，随着农村的城镇化水平的提高，人口相对集中，居住拥挤、环境恶劣是导致疫病流行的重要原因。如《疫证集说》曰："在昔闭关时代，乡邑患疫不至及都会，此省疫作来必不串入他省。近则道路交通，凡舟车所至之地皆为疫疠可到之地。"王孟英在《霍乱论》中分析上海霍乱流行的原因时认为："人烟繁萃，地气愈热，室庐稠密，秽气愈盛，附郭之河，藏污纳垢，水皆恶浊不堪。"

以上所述史料记载"疫疠"流行性和危害性，与当今正在发生的新冠肺炎极为相似。

（二）新冠病因的探讨

中医对疫病病因的认识是基于阴阳五行学说的六气致病说，如《素问·本病论》云："日久成郁，即暴热乃至，赤风瞳翳，化疫，温疠暖作，赤气彰而化火疫……后三年化成土疫……后三年化成水疫……其后三年化成金疫也……后三年化疠，名曰木疠，其状如风疫也……后三年化疠，名曰火疠也，治法如前，治之法可寒之泄之。"《难经·五十八难》："伤寒有五，有中风，有伤寒，有湿温，有热病，有温病。"在其后的历史演变中，可能是源于不同地域（东南西北中），不同季节气候（寒热温凉湿），而呈现不同性质的疫情（疾病谱），因而诞生了不同的学术派别。他们在文化交流和学术碰撞的过程中，各执一词。实际上他们的学术理论都是正确的，就像"盲人摸象"一样，侧重点不同罢了。其中最具代表性的是伤寒学派和温病学派。在伤寒学派病因体系中，最具有代表性的是王叔和著的《伤寒论·伤寒例》，其写道："凡时行者，春时应暖，而复大寒；夏时应热，而反大凉；秋时应凉，而反大热；冬时应寒，而反大温。此非其时而有其气，是以一岁之中，长幼之病多相似者，此则时行之气也……从春分以后，至秋分节前，天有暴寒者，皆为时行寒疫也。"明确指出了四季寒、热、温、凉的乖戾反常气候导致"寒疫"的发生。

温病学派病因体系中具有代表性的是吴又可发明的"杂气"致疫说。其《温疫论》载："夫温疫之为病，非风、非寒、非暑、非湿，乃天地间别有一种异气所感……疫者,感天地之疠气。"温病学派首次提出了"疠气"之说。当时限于历史条件的限制,还难以判定"疠气"是一种什么"物质",但中医的先贤们似乎已经感觉到"病毒"的存在。因为每当疫情来临的时候,人传人的速度太快了,好像一个"幽灵"一般穿梭于人类中间,触之即病,病则即死。这不得不引发先贤们的思考与觉悟。又王孟英在《温热经纬》中谈道:"湿温一证,即藏疫疠在内,一人受之则为湿温;一方受之则为疫疠。"由此可见这种"湿温"所致的传染病也在疫病范畴之中,但其发病特点主要是身热不扬、纳呆、呕恶、便溏、体倦、舌苔腻等症状表现,这种情况可视为"湿遏热伏",临床所见有湿重于热、热重于湿或湿热并重三种情形。这很符合现阶段新冠肺炎流行的主流。

(三)新冠肺炎的病机探索

要探讨新冠肺炎的发病机制,首先要从新冠的临床表现说起,肺为五脏六腑之华盖,外邪侵袭人体,肺脏首当其冲,从而出现一些肺系的症状,比如伤于寒邪的(麻黄汤证)"恶寒、发热、身体痛、无汗、脉浮紧";伤于温邪的(银翘散证)"发热重、恶寒轻或不恶寒、咽喉痛、脉浮数";伤于风邪的(桂枝汤证)"恶风、发热、汗出、脉浮缓",这几项症候群都突出了表证。但是本次疫情来势凶猛,传变迅速,临床特点有别于以往的传染病,突出了寒疫和湿疫的特点。被收入院的患者绝大多数发热而不恶寒,且发热多数都是低热或身热不扬,并有乏力、干咳少痰或痰黏,肺部 CT 提示肺炎,炎症部位多处在双肺底部靠近胸膜的部位,有的致密,有的呈现云雾状的"磨玻璃影"。舌象绝大多数呈现淡白舌、淡红舌,边有齿痕;舌苔是白苔,或厚或薄或满布舌面,或舌面湿滑(舌象见 148 页彩插 9)。

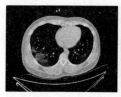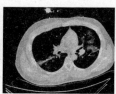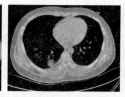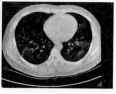

图 10　被收入院患者的肺部 CT

　　这和张伯礼院士的研究结果基本相似。张院士等统计天津地区 88 例新型冠状病毒肺炎患者发病的初期临床症状，发现有恶寒症状者仅占 8%。所以若有不恶寒者，亦不能当成纯里证失治、误治。因为病邪的侵袭部位在肺，肺主皮毛，主宣发疏泄，无论怎样用药都要照顾到肺的宣发功能，这样才能祛邪，邪去正即安。按照伤寒学说的六经传变规律，首发于太阳，依次传入阳明、少阳、太阴、少阴和厥阴经，病理机转上可表现为循经传、越经传、表里传、合病、并病等。

（四）新冠的发病机制不可忽视的三个方面

　　首先，属于表里传的"太少两感证"或"寒邪直中少阴"。因而《伤寒论》第 301 条："少阴病，始得之，反发热，脉沉者，麻黄细辛附子汤主之。"《伤寒论》第 92 条："病发热头痛，脉反沉，若不差，身体疼痛，当救其里，四逆汤方。"两条文可参照应用。

　　第二，本次疫情的发病及危重人群以中老年人居多，中老年人肾阳不足加之突感寒邪，容易内生寒饮，流注肺底，不得宣发而出。这种内生寒饮的表现形式已被 CT 的肺部影像所证实。《伤寒论》第 40 条："伤寒表不解，心下有水气，干呕，发热而咳……少腹满，或喘者，小青龙汤主之。"又第 41 条："伤寒，心下有水气，咳而微喘……小青龙汤主之。"小青龙汤是经典名方，临床治疗老慢支、肺气肿、哮喘、肺源性心脏病，表现为肺中寒饮者有特效。逢新冠肺炎亦表现为寒饮伏肺者，用小青龙汤亦有效。如果不尽早应用中药进行正确的干预，容易转成重症或危重症。因此可以说"寒邪直中肺之太阴"也是新冠肺炎的重要病机之一。

第三，在收住院的患者中既有表现为出汗、后背发凉、舌体淡胖等营卫不和、卫阳亏虚的症状，又有脘痞、呕恶、纳差、便溏等脾太阴经病证，这其实是太阴伤寒的表现。《伤寒论》第273条："太阴之为病，腹满而吐，食不下，自利益甚，时腹自痛，若下之，必胸下结硬。"此即为太阴伤寒证，脾阳不足，运化失健，进而导致脾为湿困。用桂枝人参汤治疗，并加用藿朴夏苓汤、三仁汤以健脾化湿。验之临床，对于阻滞新冠肺炎的重症化进展发挥了积极的作用。所以说卫阳亏虚，皮毛难以固密，寒邪直中脾之太阴也是新冠的重要病机。

对于温病学说所认为的致病"戾气"侵袭人体，首发于太阴或上焦，按照卫、气、营、血传变规律或按三焦传变规律发病，并且在疾病的进展中也可发生逆传的辨证思路，如叶天士在《温热论》中指出，"温邪上受，首先犯肺，逆传心包"，本人根据迄今为止所掌握的研究资料及应用中药治疗新冠的经历和经验，发现其作为治疗新冠的理论并不恰当。尽管研究发现新冠肺炎也有"逆传心包"，也有心脑肾等多脏器的损害，但这是"寒之戾气"所致，与"瘟疫之戾气"有着本质的区别。但不排除在异域发病，个别重症和危重症患者，由于体质因素或用药因素，出现以热毒证为主要表现的，亦可应用卫气营血辨证和三焦辨证来治疗。

总之，本次新型冠状病毒肺炎的临床症状与伤寒脉证提纲中的描述高度一致，我认为这次的新型冠状病毒肺炎在六经分类中应主要归属太阳伤寒、少阴伤寒和太阴伤寒的范畴。

（五）新冠肺炎的治疗

在新冠肺炎刚刚发生的时候，我们的医生对于新冠病毒的致病特性一无所知。现代医学只能是对症处理和进行探索性的抗病毒治疗，效果并不理想。一部分中医还是按照既往"瘟疫"如"甲型流感"、SARS的用药方法，进行"按图索骥"。正如《瘟疫论》所说"惟其不知何物之能制，故勉用汗、吐、下三法以决之"，意指在新发的"戾气"面前由于缺乏有效的对策，而暂用传统的方法，这无异于"刻舟求剑""削足适履"。教条有余，创新不足！

我在临床时发现新冠肺炎属"寒湿疫"，同时看到国内一些专家撰文亦倾向"寒湿疫"，如仝小林院士认为本病为"寒湿疫"，王永炎院士认为是"寒疫"等，便坚定了我用"温热、温阳、芳香化湿的方法"治疗新冠，"少阴病，始得之，手足寒""膈上有寒饮，当温之"，结果疗效令人满意。于是"小青龙汤、麻黄附子细辛汤、桂枝汤、三仁汤、藿朴夏苓汤"就进入了我的视线，成为我治疫的拿手武器。如有患者因为高热出现重症化或倾向于危重症，只要符合热毒证就要联合白虎汤或麻杏石甘汤灵活化裁。"有是证则用是药"的审证求因思想是中医病因学说的主要内容之一。

正如《素问·至真要大论》所云："必伏其所主，而先其所因。"这种审因论治的学术思想在清代钱潢《伤寒溯源集》中也有论述，如"受本难知，发则可辨，因发知受"。伤寒除按照六经辨证方法治疗，如太阳发汗、少阳和解、阳明清泻、太阴温补、少阴温通回阳、厥阴寒热并治等外，还要根据合病、并病、坏病等不同情况具体问题具体分析，特别是对于"内闭外脱"的危重证，要开闭固脱，益气回阳，如指南所列：人参 15 克、制附子 10 克（先煎）、山茱萸 15 克，送服苏合香丸或安宫牛黄丸。

中医治疗轻型、普通型的新冠患者应该是没有问题的，但对于重症、危重症的治疗，我们要发挥中西医结合的优势，借助有创或无创呼吸提高患者的氧合指数和动脉血氧分压，这样才能确保患者重要器官的供血供氧，提高治愈率。

至于个别患者病程中表现出温病的特点，譬如"疫毒闭肺证""气营两燔证"，当属此类，那就宗卫气营血和三焦辨证。如"大凡看法，卫之后方言气，营之后方言血。在卫汗之可也，到气才可清气，入营犹可透热转气，如犀角、玄参、羚羊角等物，入血就恐耗血动血，直须凉血散血，如生地、丹皮、阿胶、赤芍等物。""治上焦如羽，非轻不举，治中焦如衡，非平不安；治下焦如权，非重不沉。""开达募原"等。

总之，由于本次疫情突然袭来，一些中医大夫囿于对既往"瘟疫"的认识，一开始就出现了对新型冠状病毒肺炎的疫病属性之争。其实应摒弃"门户之见"，尊重瘟疫的客观事实，根据寒、热、湿、瘀、毒、虚的孰轻孰重，孰先孰后，随证治之，这才是中医治病的科学态度。

（六）新冠肺炎的预防

《素问·刺法论》云："不相染者，正气存内，邪不可干，避其毒气。"古代先贤的告诫如雷贯耳，令我们肃然起敬。古代医家认为人的正气（免疫力），是御敌的关键因素，正气（免疫力）的高低，是遭遇"戾气"后决定发病与否的有生力量。但是我们不能完全相信人的正气，因为此次病毒行为诡秘，毒力超强，无问老幼皆相染易，特别是2020年10月份源自印度的德尔塔变异毒株更是表现出超强的毒性，它的流行特点如下——

1. 病毒的传播速度更快，是初始新冠病毒的100倍。新近报道广州警方公布的一段监控录像：同一个餐厅内，第三代感染者黄某与第四代感染者鲁某先后走进卫生间，在没有身体接触的情况下，14秒就完成了病毒的传播。

2. 病毒的复制水平更高。它的病毒载量是初始新冠病毒的1200多倍，而且具有较强的隐蔽性。郑州市第六人民医院有一名医生自2021年7月31日后在单位集中封闭管理，先后进行了8次核酸检测，前7次核酸结果均为阴性，第8次核酸结果为阳性，遂报告为确诊病例。

3. 其传播的范围更广，具有一传十、十传百的特点。南京的毛老太一个人携带的病毒致使整个扬州"暂停"。所以鉴于目前这种德尔塔变异毒株的生物学特点，避其"毒气"是最优选项。

新冠肺炎预防的最好办法就是"戴口罩、勤洗手、常通风、不聚餐、勿聚会"。中央、省、市电视台每天都广而告之，对减少感染发挥了积极作用。正如《素问·四气调神大论》所说："是故圣人不治已治治未病，不治已乱治未乱，此之谓也。夫病已成而后药之，乱已成而后治之，譬犹渴而穿井，斗而铸锥，不亦晚乎？"

十、针对新型冠状病毒感染的疫苗研发

新型冠状病毒（SARS-CoV-2）是导致新型冠状病毒肺炎（COVID-19）的病原体。截至 2021 年 8 月 7 日，全球范围内 SARS-CoV-2 感染确诊人数超过 2 亿大关，死亡人数已达到 400 多万。临床仍未找到确切有效的治疗和预防药物。目前由于西方国家在抗疫问题上行动迟缓，新冠病毒的流行和传播仍在世界范围内继续，丝毫没有停下来的迹象，而且愈演愈烈。各国试图通过 SARS-CoV-2 疫苗的研发和应用，一劳永逸地解决新冠病毒的传播问题。当下科学家们正在争相开发安全有效的疫苗来预防 COVID-19。据 WHO 统计，现已有 156 种候选疫苗得到动物试验和人体试验的数据支持，我国在疫苗研发方面走在了世界的前列，现今已有疫苗进入临床应用阶段并率先支援发展中国家。

然而疫苗的研发是一个复杂的工程，我认为一个成功的疫苗问世首先要保证安全，其次才是有效。所谓安全就是接种后应安全性良好、无免疫病理反应和免疫增强效应；所谓有效就是接种后能够快速诱导高效价的中和病毒的抗体。下面我结合本次新冠肺炎的流行谈谈病毒疫苗的相关知识。

（一）冠状病毒诱导保护性抗体产生

迄今为止生物科学界已经发现了能够感染人类的 7 种冠状病毒。其

中有 4 种属于上呼吸道感染病毒，它们仅能引发自愈性感冒样症状，即我们通常所说的"普通流感"。另外 3 种属于下呼吸道感染病毒，分别是 SARS-CoV、MERS-CoV 和 SARS-CoV-2，均属于 β 冠状病毒。这三种 β 冠状病毒是近 20 年来陆续新发现的传染性最强、危害最大、病亡率最高的冠状病毒。

冠状病毒疫苗进入人体后通过激发人体的细胞免疫和体液免疫，从而诱导中和抗体的产生，这种抗体就是日常所说的"保护性抗体"。其作用就是通过限制后期感染而发挥保护作用，从而防止再次感染，这与我们通常接种乙肝疫苗的目的十分的相像。既往有通过对 SARS-CoV 的研究发现，感染患者在疾病发作后最早第 4 天出现血清转化，大多数患者在 14 天后出现。在感染后这种特异性 IgG 和中和抗体能够持续存在长达 2 年的时间。对于 MERS-CoV 感染者，抗体的血清学转换出现在第 2 周或第 3 周。如果上述 2 种类型的冠状病毒感染，抗体反应延迟或抗体水平较低，均可使患者发生重症化，产生死亡风险。所以"中和抗体"在保护性免疫中十分重要。

有研究证实：针对 SARS-CoV-2 的抗体反应（IgM、IgG、IgA）在感染后 1～2 周出现，经历数周达到峰值后下降。SARS-CoV-2 轻中度 COVID-19 的感染者绝大多数都产生了针对病毒性刺突蛋白的强大 IgG 抗体反应，效价至少在 5 个月内维持稳定且与 SARS-CoV-2 的中和作用相关。Christoph 等分析了诊断后 8～69 天的 12 例 COVID-19 患者的抗体反应。从第 8 天就开始筛选了 4313 株 SARS-CoV-2 反应性 B 细胞，并分离了 255 种抗体。其中 27 种能在 IC100 低至 0.04μg/mL 的情况下有效中和 SARS-CoV-2。该研究表明 SARS-CoV-2 中和抗体很容易从多种前体中产生。

（二）保护性抗体是如何发挥抗病毒效应的

中和性抗体通常是把与膜受体结合的病毒蛋白作为靶点的，在特异性结合后融合病毒蛋白或在病毒附着后抑制融合，以此来阻止病毒进入细胞内。当不同的病毒进入蛋白具有相同的表位时，抗体可以交叉中和相关病毒。冠状病毒颗粒表面刺突蛋白（spike 蛋白）与肺部上皮细胞表面的受体血管紧张素转化酶 2（ACE2）结合，使之构象发生变化。这个 ACE2 在这里起到什么作用呢？通俗地讲它有给病毒开门的作用，使病毒能顺利进入细胞内。胞内病毒利用细胞营养进行复制并释放到细胞外，再感染正常的细胞，如此循环往复。中和抗体则通过结合病毒刺突蛋白并阻止其与细胞受体 ACE2 结合，从而发挥主要的保护性作用。此外，与病毒表面包膜蛋白或者膜蛋白结合的抗体，即便不能阻断病毒颗粒表面刺突蛋白介导的病毒入侵，也有可能引起吞噬细胞对病毒颗粒的吞噬。这类非中和性抗体的可变区与病毒结合，恒定区与吞噬细胞结合，介导免疫细胞吞噬也可能发挥保护性作用。

细胞免疫中辅助性 T 细胞（Th1）在抗病毒免疫中通常发挥主要作用，调节性 T 细胞（Treg）发挥辅助作用，细胞毒性 T 细胞（CTL）主要靶向杀伤感染细胞。冠状病毒的体液免疫以刺突蛋白和核衣壳蛋白为目标，感染也会诱导针对多种病毒蛋白的 T 细胞反应（主要是 Th1）。此外，滤泡辅助性 T 细胞反应的发生与体液反应的强度相关，提示中和抗体对细胞免疫的重要性。综上，冠状病毒疫苗能够诱导保护性抗体产生，并通过中和性抗体与病毒蛋白特异性结合，非中和性抗体介导吞噬作用及引发细胞免疫发挥保护作用对抗病毒。

（三）冠状病毒疫苗的抗原是怎样选择的

与 SARS-CoV 和 MERS-CoV 类似，SARS-CoV-2 也含有一条单链正向 RNA，由螺旋核衣壳（N）、基质蛋白（M）、包膜蛋白（E）和刺突蛋白（S）组成的外壳包围组成。SARS-CoV-2 与 SARS-CoV 的 S 蛋白均能与 ACE2 细胞内的受体结合域（RBD）结合，介导病毒进入细胞。

在这里我将 2020 年 2 月西湖大学周强实验室成功解析的新冠病毒表面 S 蛋白受体结合域与细胞表面受体 ACE2 全长蛋白复合物的三维结构图展示给读者，能更容易理解这个问题。

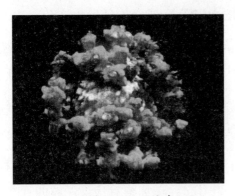

图 11　电镜下的新冠病毒颗粒

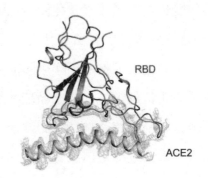

图 12　新冠病毒表面 S 蛋白受体结合域与细胞表面 ACE2 全长蛋白复合物的三维结构图

能作为潜在 SARS-CoV-2 疫苗免疫原的蛋白表征最充分是 S 蛋白、N 蛋白、M 蛋白和 E 蛋白，其中 S 蛋白由于其在介导病毒进入细胞中的关键作用，最常被用于冠状病毒疫苗研究中的关键结构部位。S 蛋白抗原经蛋白水解为 S1 和 S2 域。S1 片段包含 RBD 负责结合受体，S2 片段包含融合肽负责与受体细胞融合。

前期对于 SARS-CoV 的研究已证明 S 蛋白是中和抗体的主要靶标，因其含有主要的中和表位并且位于病毒颗粒的表面，是大多数正在开发的 SARS-CoV-2 疫苗候选抗原中的主要抗原。在 SARS-CoV 小鼠疫苗模型的研究中发现 S 蛋白特异性抗体具有保护性免疫作用。同样，对 SARS-CoV-2 相关的单克隆抗体研究表明，感染 SARS-CoV-2 的小鼠、兔和猕猴，对 S 蛋白抗原尤其是它的 RBD 产生强大的中和抗体反应。早期对 SARS-CoV 的研究还发现，除 S 蛋白外，大多数感染者对 N 蛋白产生了抗体应答，但是用表达 N 蛋白的疫苗进行疫苗接种并不能抵抗 SARS-CoV 攻击。由于免疫原性较低，人们就基本放弃了把 M、N 和 E 蛋白作为疫苗靶标的研究。SARS-CoV2 的全长 S 蛋白中也包含多个可以诱导高水平非中和抗体的免疫优势位点。RBD 因包含有 S 蛋白主要的中和抗体表位，比全长 S 蛋白和 S1 亚基能够诱导出更高效价的中和抗体和更低水平的非中和抗体，因而是最佳抗原表位选择之一。

2020 年 12 月 19 日英国的卫报报道了英国出现变异病毒株，这种病毒变异的位点达到了 17 个，其中一个最主要的变异位点就处在病毒表面的棘突蛋白 S 上面，有超过 60% 的英国人感染了这种变异病毒，传播力在原来的基础上增加了 70%。且在法国、意大利、西班牙、日本等国均有变异毒株的发现，特别是新近流行的德尔塔变异毒株，以其超强的传播速度使本就举步维艰的抗疫形势，变得雪上加霜，即使注射了新冠疫苗也未能抵御德尔塔变异毒株的突破，这在临床已有屡次报道。所以基于病毒的变异可以预测——有可能让全球大规模生产的疫苗失去了"准星"，为未来大面积接种疫苗的预期疗效带来了不确定因素。

近日我读到了一篇科学期刊《自然》上发表的有关新冠的研究文章，内容是在美国鹿群中也发现了新冠病毒，并且有蔓延趋势。这篇文章中提到，美国东北部三分之一的白尾鹿都有 SARS-CoV-2 的抗体，这也意味着这些白尾鹿已经感染了新冠病毒。加拿大萨斯卡通萨斯喀彻温大学的病毒学家 Arinjay Banerjee 说，这些发现是在对大流行开始后收集的样本进行分析后得出的，这也是首次发现野生动物群体广泛接触新冠病毒。

据悉这些血液样本是在 2021 年年初采集的。科罗拉多州柯林斯堡的美国农业部 (USDA) 的 Susan Shriner 和她的同事检测了这 385 份血液样本。研究结果表明，40% 的样本含有 SARS-CoV-2 抗体，这种抗体是在对感染做出反应时产生的，也就是说 40% 的鹿群都感染了新冠病毒。研究人员还对 2020 年初的存档样本进行了检测，也在其中的 3 个样本中发现了抗体，该样本取样时间恰好处在 SARS-CoV-2 在美国开始传播的时间段内。

除此以外，研究人员发现，不同地区接触病毒的情况似乎有很大差异。在提供检测样本的四个州中，密歇根州的鹿群携带 SARS-CoV-2 抗体的比例最高，达到 67%，紧随其后的是宾夕法尼亚州 (44%)、纽约州 (31%) 和伊利诺伊州 (7%)。然而所有被检测的鹿都没有生病的迹象，这意味着鹿很可能感染了病毒，但是它们依靠自身抵抗力击退了它。所以这些动物没有表现出任何症状，它们应该是无症状感染。

值得关注的是，这些鹿在野外是群居的，也意味着病毒可以在动物间自然传播。一群受感染的动物可以为病毒提供一个避难所，在那里病毒可能会进化，甚至威胁疫苗的效力。病毒库还会让病毒传播给其他物种，甚至在大流行消退后传播给人类。

俄亥俄州立大学伍斯特分校的病毒学家 Linda Saif 说，关键问题是"病毒如何传播到鹿身上，以及它是否会从受感染的鹿身上传播到其他野生动物或家畜上"。也有研究人员怀疑鹿是被人类感染的，但他们也不确定鹿究竟是如何接触到病毒的。美国农业部的研究人员写道："多种活动可能会让鹿与人类接触，包括圈养鹿、实地研究、保护工作、野生动物旅游、野生动物康复、补充喂养和狩猎。"

其他可能性，它们是通过受污染的废水或接触其他被感染的物种，如水貂。但人们正在讨论新的问题：如果 SARS-CoV-2 在动物中复制并发生突变，那会怎么样？是否会出现新的变种，重新感染人类并造成更大的破坏？ SARS-CoV-2 在整个大流行期间一直在人类中进化，导致出现许多新的变异，在全世界范围内感染了大量的人，因为病毒在每次繁殖时都有变异的机会。当面对脆弱的免疫系统时，病毒不会很快被消灭，因此它有时间进化出逃避免疫的方法。有没有可能这些进化场景也在动物身上发生，只是我们没有意识到？

除了野生鹿以外，实验室结果显示，在水貂、猫、狗、水獭、狮子、老虎、雪豹、大猩猩等动物中都曾检测到过新冠病毒。

本篇文章爆料出的野生动物感染的真实证据，不禁让人生出许多的担忧，这就意味着新冠病毒的传播将会走入"人类传给动物，动物再传人"的怪圈，再加上南北半球的季节差异和更替，使得新冠病毒与人类的博弈将会长期存在。正如上海华山医院感染科主任张文宏教授所说："人类要学会与新冠病毒长期共存，直到地老天荒。"

总之，预防新冠肺炎的传播最终要靠疫苗的开发来解决，我们相信疫苗，但不能迷信疫苗，疫苗不是灵丹妙方，不可能解决传染病防控的所有问题，还要辅以戴口罩、少聚会、常通风，堵源截流，精准防控，科学防控，才能最终打赢抗疫歼灭战，还世界一个晴朗的天空。

参考文献

[1]Christoph K,Matthias Zehner,Timm Weber,et al.Longitudinal isolation of potent near-germline SARS-CoV-2-neutralizing antibodies from COVID-19 patients[J].Cell,2020,182(4):843-854.

[2]Ann MA,Katja F,Michael AS,et al.A perspective on potential antiboby-dependent enhancement of SARS-CoV-2[J]. Nature,2020,584(7821):353-363.

[3]Braun J,Loyal L,Frentsch M,et al.SARS-CoV-2-reactive T cells in healthy donors and patoents with COVID-19[J]. Nature,2020,587(7833):270-274.

[4]grifoni A,Weiskopf D,Ramirez Sl,et al.Targets of T cell responses to SARS-CoV-2 coronavirus in T cell responses to SARS-CoV-2 coronavirus in humans with COVID19 disease and unexposed individuals[J]. Cell,2020,181(7):1489-1501.e15.

[5]Juno JA，Tan H-X，Lee WS,et al.Humoral and ciculating follicular helper T cell responses in recovered patients with COVID-19[J].Nat Met,2020,26(9):1428-1434.

[6]Lu R,Zhao X,Li J,et al.genomic characterisation and epidemiology of 2019 novel coronavirus:implications for virus origins and receptor binding[J].Lancet,2020,395(10224):565-574.

[7]Verdecchia P,Cavallini C,Spanevello A,et al.The pivotal link between ACE2 deficiency and SARS-CoV-2 infection[J].Eur J Intern Med,2020,76:14-20.

[8]Herrera Ng,Morano NC,Celikgil A,et al.Characterization of the SARS-CoV-2 Sprotein:biophysical,biochemical,structural,and antigenic analysis[J].bioRxiv,2020,06.14.doi:10.1101/2020.06.1.

[9]Hoffmann M,Kleine-Weber H,Schroeder S,et al.SARS-CoV-2 cell entry depents on ACE2 and TMPRSS2 and is blocked by a clinically proven protease inhibitor[J].Cell,2020,181(2):271-280.e8.

[10]Rottier PJM.The Coronavirus Membrane glycoprotein[M].Berlin:Springer,1995:115-139.

[11]Hoffmann M,Kleine-Weber H,Pohiman S.A multibasic cleavage for infection of human lung cells[J].Mol Cell,2020,78:779-784.

[12]Du L,He Y,Zhou Y,et al.The spike protein of SARS-CoV-a target for vaccine and therapeutic development[J].Nat Rew Microbiol.2009,7(3):226-236.

[13]Tseng C,Sbrana E,Iwata-Yoshikawa,et al.Immunization with SARS coronavirus vaccines leads to pulmonary immunopathology on challenge with the SARS virus[J].PLoS One,2012,7(4):e35421.

[14]Woo P,Lau S,Wong B,et al.Longitudinal profile of immunoglobulin

袁成民辨病杂谈

g (Igg),lgM,and IgA antibodies against the severe acute respriatory syndrome(SARS) coronavirus nucleocapsid protein in patients with pneumonia due to the SARS coronavirus[J].Clin Diagn Lab Immunol,2004,11:665−668.

[15]Siu YL,Teoh KT,Lo J,et al.The M,E,and N structural proteins of the severe acute respiratory syndrome coronavirus are requried for efficient assembly,trafficking,and release of virus−like particles[J].J Virol,2008,82(22):11318−11330.

[16]Yang J,Wang W,Chen Z,et al.A vaccine targeting the RBD of the S protein of SARS−CoV−2 induces protective immunity[J]. Nature,2020,586(7830):572−577.

谈
谈
新
型
冠
状
病
毒
肺
炎

第二章　谈谈桂枝汤

桂枝汤为千古名方，又是药食同源方，学会了它就能"上以疗君亲之疾"；掌握了它就能够"下以救贫贱之厄"；应用了它就能"保身长全，以养其生"。下面我不揣冒昧，抛砖引玉，谈一谈大家熟知的桂枝汤。

一、桂枝汤是《伤寒杂病论》经典的第一方

张仲景开篇就讲桂枝汤，他为什么对桂枝汤这么青睐？桂枝汤在书中三阳经病条文里提到最多，而且其加减方剂众多，这是为什么？《伤寒杂病论》流传至今，不论是高等中医院校还是传统中医师承，都曾讲过其中的桂枝汤，大家也都学过并记住它，但是在临床应用的过程当中，又有多少人会用桂枝汤呢？又有多少人常用桂枝汤呢？从我的行医经历来看，参加工作最初的那些年，我是不太常用桂枝汤的。不常用的原因是，虽然学习背过其条文，也在一定程度上理解了不少，但是不知道怎么用，很迷茫，所以就把桂枝汤束之高阁了。

后来我也曾不断地反复思考，总觉得桂枝汤这么好的东西，如果不用真是对不起仲景他老人家，后来经过与同道交流，受启发，开始运用桂枝汤治病。其临床疗效显著，故在此我结合自己的经历谈一谈。

（一）初入医路

我是从最近这两年才开始对桂枝汤有所研究，研究的驱动力是三十多年前的一段经历。那是 1982 年，我在临沂市中医院（那个时候叫临沂地区中医院）实习，在门诊上跟师临沂名医孙玉甫老先生。他当时正

值盛年，四十多岁，对《金匮要略》和《伤寒论》有着较深的研究，对其中的方子应用得心应手。我幸跟着老先生在门诊实习，看到了一些真正的案例，特别是应用桂枝汤治疗疾病，就这么简单一个方，疗效非常好。

1983 年，我毕业以后参加工作，被分到一家乡镇医院，位于济宁、微山、邹城三县交界处。相邻几个乡镇的老百姓喜欢看中医，吃中药。当时我虽然年轻，但是一上午能接诊四十多位患者，内外妇儿各科疾病都得心应手。这得益于我实习期间的用心学习，深入钻研，不断跟着老师提升自己的中医水平。这段工作经历，让我彻底爱上了中医，与中医结下了不解之缘。我利用所学，在乡镇医院工作的十二年里，进行了大胆探索。但是在这十二年里，我用到桂枝汤很少，在我的印象中也就用了两次。这两例患者表现为恶风、自汗出、怕冷，也就是现代医学讲的免疫力下降，动不动就伤风受凉感冒。我用桂枝汤治疗，确实是效如桴鼓，但从那以后就没再用过。

（二）考研路上再深造

就这样到了 1995 年，我通过几年的努力和奋斗，于 1995 年 9 月份考上山东中医药大学中医内科心血管方向专业的硕士研究生，跟师全国首届名中医丁书文教授。硕士毕业以后，被分配到一所精神病防治院，在那里工作了两年。期间对中医药治疗精神病进行了孤独的实践和探索。但因为现代医学一些新的药物对精神疾病的治疗效果很好，而中药优势不大，因此觉得这里不是我的长久之地，又于 2000 年考上山东中医药大学博士研究生，还是师承丁书文教授。

在平时跟诊丁书文教授的时间里，我看到丁书文教授治疗心血管疾病的很多方子里都加白芍、桂枝，因为白芍和桂枝从伤寒论上来讲是治疗太阳中风表虚证的，是治疗太阳病的。为什么在心系疾病当中应用桂枝和白芍？我问导师，丁教授给我指点。当时我记得很清楚，丁老师说：

"《难经》里有一句话，就是'损其肺者，益其气；损其心者，调其荣卫；损其脾者，调其饮食，适其寒温；损其肝者，缓其中；损其肾者，益其精。'关键就是'损其心者，调其营卫'，因为营卫不和可以导致心脏疾病的发作，临床上一些心内科疾病（如冠心病）的患者往往表现为桂枝汤的一些症状。"在跟师期间我也确实见证了桂枝汤的疗效。

博士毕业后我进入济南市传染病医院工作，从事中医药在肝病领域的临床研究。这些年对中医药治疗肝病进行了大量的应用和尝试。"宝剑锋从磨砺出，梅花香自苦寒来"，若干年下来体会颇深，发现中医药治疗肝炎、肝硬化，甚至原发性肝癌，能显示出自身独特疗效和优势，如果和抗病毒药联合在一起，更是珠联璧合，相得益彰。平时忙于从事肝病和传染病的研究，因此应用桂枝汤的机会就渐渐地少了。

（三）偶遇旧交话桂枝，细解方药受启发

就这样时间到了 2012 年秋季，正是风轻云淡、秋高气爽的日子，一个偶然机会外出参加学术会议，碰到了我的同班同学赵忠强、王淑丽夫妇。这两位同学数十年如一日研究不孕症和伤寒论，对伤寒论的研究到了"炉火纯青"的地步，书中每一个条文、每一首方剂都能做到倒背如流。多年不见令我刮目相看。在交流学习伤寒论体会的时候，我的灵魂受到触动，深受启发，所以就开始对桂枝汤进行研究。这几年我确确实实用桂枝汤医治了大量的患者，积累了一些经验。尽管这些经验可能不够深刻，还处于比较初级的阶段，但也在这里跟大家分享一下。

首先，看桂枝汤的药物组成。大家都知道，桂枝汤就五味药，桂枝、芍药、甘草、生姜和大枣。先看桂枝，有人发表文章说在汉代，桂枝和肉桂是不分的，但是我不这么认为。中国中医药出版社出版的《伤寒学》教材中记载该方桂枝是去皮的，这就说明桂枝和肉桂不是一个东西，虽然是同一科植物，但入药部位不同。桂枝取自樟科植物肉桂的嫩枝，就

是最上面的树梢，非常细嫩，故其具有升发、发散的力量；而肉桂来源于樟科植物肉桂树干的干皮和粗枝皮，干皮外面的一层表皮去掉，就称为桂心，粗枝条或者幼树的干皮，称为官桂，其药性具有温通的作用。

芍药是长在地下的，属于阴的，药性就往下走，故它能养阴滋阴，补中，补脾胃之阴。临床上有白芍和赤芍两种中药。那桂枝汤中的芍药到底是用白芍还是赤芍？白芍有敛阴和营、滋润肝脾的作用；而赤芍有凉血、活血的作用。一般情况下我用茵陈蒿汤配上赤芍30 ~ 50克治疗急性黄疸型肝炎，疗效较好。所以呢，从治疗外感病的角度出发，治疗太阳经病从功能上来讲白芍较为合适，所以此方中应该是白芍。白芍与桂枝相配，一散一收，既对立又统一，相得益彰。

甘草的用药是比较巧妙的，有温中益气的作用，与桂枝相配，辛甘化阳，有助于发汗解肌；和芍药相配，酸甘化阴，加强补阴生津的作用，调和作用凸显，这样能使方中药物的作用控制在一定的范围之内。并且我们发现，仲景老先生是用炙甘草，即蜜炙的甘草。甘草虽然是甘温的，但是老先生认为甘草温暖之力还不够，所以仲景先生想了一个办法，用炙的。甘草怎么炙呢？我在乡镇医院也探索过，干过这个活。我自己买来蜂蜜，有时候药房里没有炙甘草，就把甘草放在锅里，先把它炒热，把水分蒸发掉，然后关上火，再倒上蜂蜜，把去掉水分的生甘草搅拌浸润一下，搅拌均匀后再加热，等加了蜂蜜的甘草里面的水分再蒸发掉，甘草就炙好了。这样通过蜜炙，通过火烤蒸掉水分以后，更加赋予了甘草温热之性，使其辛甘化阳的力量更强。

生姜是家庭饮食中的常见用品，它具有散寒的作用，而且作用之力非常强。我们平时可用它来散寒、取暖。比如受凉了，背部发紧，身上发冷，熬一碗姜汤喝下去，身体很快就暖和了，可见它的通阳之力是非常强的。如果桂枝配上生姜，发汗作用更强，能在很短时间内把热量带到全身去温暖四肢百骸。

大枣在此方中用了十二枚。十二枚大枣这个用量，我在临床上很少用到。因为这个枣如果是新疆的大枣，那十二枚就不得了；要是内地的小枣，十二枚这个量也不小。所以我看到仲景老先生这个方子后，结合近年来有关汉代方剂药物用量与现代药物用量之间的配比关系，经过一番探索形成了自己的用药习惯。一般情况下我在临床上能用到六枚大枣（减半），因为大枣吃多了补力太强，怕有碍脾滋腻之感。以上就是我对这几味药的认识。

（四）桂枝汤的剂量及煎服法

关于方中剂量问题，我在这儿探讨一下。我查阅了一些文献，北京中医药大学有傅延龄、张林两位教授在这方面进行了有益的探索，发表了很多有关汉代剂量和现代剂量的换算关系的研究文章。他们研究的结果显示，汉代的每一两大约重 13.8 克，桂枝汤中桂枝用的是三两，换算成现在用量就是接近 42 克。

桂枝汤的煎服法是有严格规定的，仲景当年在用法中写得很详细，"上五味，㕮咀。以水七升，微火煮取三升，去滓，适寒温，服一升。服已须臾，啜热稀粥一升余，以助药力。"啜热稀粥的目的是助药力，使患者在桂枝汤的作用下尽快地出汗、散寒，补充表面的卫阳之气。"温覆令一时许，遍身漐漐，微似有汗者益佳"，也就是现在所说的不大汗不小汗，还有"不可令如水淋漓"，如果大汗淋漓的话，既伤阴又伤阳，阳气随汗而泄，反而使"病必不除"，还说"若一服汗出病瘥，停后服，不必尽剂；若不汗，更服，依前法；又不汗，后服小促其间，半日许，令三服尽。若病重者，一日一夜服，周时观之。"这些服法也很适合现代，但是又有多少人用这个办法服桂枝汤呢。我在临床上遇到类似的病人，往往告诉他，喝碗稀粥，盖上被子，也不要出汗出多、出大了。而且在饮食上也有禁忌，书中交代很清楚，"禁生冷、黏滑、肉面、五辛、酒酪、臭恶等物。"也就是现在所说的清淡饮食。从这个煎服法来看，分三次、两次服，四十多克的桂枝、芍药（也是三两），基本上每次要服十几克，虽每次的量不大，但一天的总量超出现在的用量不少。因此我在临床上最初治疗这个病一般用到十几克，如十二克、十五克，也有效果，后来发现这个用量还是小了，现在我一般用到二十克到二十五克之间。三十克也用过，但是对病人有副作用。

二、桂枝汤的临床应用举隅

近年来，我在工作中不断揣摩和体会桂枝汤的应用，积累了一些临床验案。

案例一：女，56 岁。

主诉：背部、手脚发凉多年。

现病史：患者为我爱人。最近这几年每到秋冬季节来临时，她就背部、手足发凉，不出汗，每天晚上必须背靠到暖气片上取暖才能使背部舒服一些，还伴有大便稀薄，形状变细，解时费力。我用过理中汤、葛根芩连汤，以及其他一些方子加葛根，效果都不理想。所以我给她推荐了山东省中医院、山东省立医院的知名中医，吃药之后症状有所好转，但背部凉的感觉未去。药中断后症状同前。

辨证：桂枝汤证。

方剂：桂枝汤原方，其中桂枝、白芍用了 25 克。

思考：桂枝剂量曾用到 30 克，她服后感觉热、嗓子有点干疼。考虑是桂枝和生姜用量稍大，之后桂枝减到 25 克，服后正合适。前后共服十剂，解决了她背部凉、手足冷的症状。

从此，我治疗女性肝病患者有手足发凉、背部发紧情况时，无论是有汗还是无汗，都用桂枝汤，疗效显著。这与伤寒论的条文有所出入。不一定必须有自汗出、脉浮缓、恶风才可以用桂枝汤，有时候抓住一两个重点的症状，只要是有寒，有阳气虚，用上就有效。譬如2020年2月我承担的济南市科技局的重大科技专项"新冠口服液治疗新冠肺炎寒湿郁肺证临床研究"，方剂组成就是在桂枝汤的基础上化裁的，功效通阳、散寒、化湿，正对新冠肺炎寒湿郁肺证，因而实现了济南市新冠肺炎患者的零死亡。可以说桂枝汤这个方子是立了大功的。我记得在少阳篇当中有一句话："伤寒中风，有柴胡证，但见一证便是，不必悉具。"这个条文不仅适合少阳经病，太阳及其他经的病证也适用。如果非要对号入座，机械、教条地使用桂枝汤或其他经方，那么临床应用就要受到很大的限制。

另外，桂枝汤的适应证是八大症状：项强几几然；背强几几然，就是脖子、背部发板、发紧，用手一摸硬硬的；自汗出，是指不是因为天气热或穿的衣服厚就出汗，而是不知不觉出汗，甚至吃饭、喝热汤就出汗；脉浮缓；鼻鸣；干呕；恶风；怕冷。有的患者有这些症状，一而再再而三的被耽误。为什么被耽误？就是因为咱们现在好多的中医医生不用桂枝汤，开出的方子比较杂乱，效果不能显现。这就是误了桂枝汤，会导致太阳经的寒邪著而不去，进而传入少阳、阳明、太阴、少阴、厥阴。大多的情况是，太阳经证仍然存在，又增加其他经的病证，出现合病、并病。面对这种情况，张仲景就在桂枝汤的基础上化裁了很多方子。

案例二：女，46岁。

肝硬化腹水，肝衰竭。

患者肝硬化腹水致肝衰竭。CT显示肝脏很小。开始用药治疗效果不显著，我一度陷入困境。后来通过保肝降酶、祛黄疸、补充白蛋白等西医基础治疗，腹水去了大半，再加上我开的治疗腹水的中药，就是五皮饮加减的方子，功效理气行水、活血利水，效果还不错，B超显示腹水较前减少了。但又出现了一个新的问题，患者出汗且量很大。患者从晚上八点到早上八点一直出汗，把床单、内衣内裤、枕巾都湿透了。我早上去查房时，看到患者无奈地坐着，面带愁容，脸和头发上还有未擦去的汗渍，头上冒着热腾腾的蒸气。我看到这种情况很为难，就与患者商量再服中药治疗。当时因为出汗导致尿量从2000毫升减少到750毫升左右，我还担心引起肝肾综合征，出现肾脏滤过率下降、尿量越发减少情况。一旦出现尿量持续减少就很麻烦。于是我脉证合参，开了益气养阴、收涩固表的方剂，用了黄芪、党参、陈皮、麦冬、枸杞子、山茱萸、麻黄根、煅龙骨、煅牡蛎、白术、防风、甘草这几味药组方。方剂用量不小，生黄芪、党参、山茱萸、麻黄根、煅龙骨、煅牡蛎都用30克，但患者吃了几服没有效果。病情处于僵持阶段，如这样汗出下去结局堪忧。此时患者提出前往省立医院就诊，我也同意并希望省立医院收下这位患者。针对这种终末期肝病患者，所涉及的病理机制比较复杂，在治疗上很难把握病人的预后。但后来省立医院没让她住院，接诊大夫也和我熟悉，认为我比他们经验丰富，建议还是在我们传染病医院继续治疗。然后患者说把命完全交给我，完全相信我。看到患者诚恳、无奈的眼神，我心有不忍，再次问诊，详细揣摩便有了发现。

刻下症：腹水，汗出身凉，少尿，胃脘部凉。

辨证：胃阳亏虚，卫气不固，营阴外泄。

方剂：桂枝汤加味。

处方：桂枝10克，白芍10克，生姜6克，大枣三枚，甘草6克，麻黄根30克，煅龙骨30克，煅牡蛎30克，山茱萸6克，5剂，水煎服。

思考：更仔细地问病史后，发现了两个比较容易忽略的症状，患者说出汗后有凉的感觉，而且自觉胃脘部有个凉点，指甲大小。于是我茅塞顿开，明白了之前开的益气养阴、收敛固涩的药物为什么没有效果，这不就是桂枝汤证吗？凉不就是卫阳亏虚吗？出汗多是卫外不固，营阴外泄所致。历代伤寒学家虽然没有此类描述，但是先贤有云"书不尽言，言不尽意"。因为在很多疾病的治疗过程中，不知道为什么好转，为什么不见效果，所以一些医学书籍当中对病人的描述中就没有多说一些。大夫对疾病的认识也不可能面面俱到，把所有问题都能够解决。故抓住这两个症状就是牵住了牛鼻子，于是我就调整了方子。

反馈： 患者服了 2 剂就见效，5 剂之后，汗没了，尿量恢复到 2000 ~ 2400mL/24h，腹水没了，整体状况和化验指标恢复正常。患者提出出院，根据病情评估后同意出院。出院一段时间后，打电话回访情况很好，病情一直很稳定。

二诊： 过了几个月，该患者打电话反馈，大便稀，拉肚子，背部、手足发凉，肠鸣音亢进，一天大便多次，舌淡，舌体稍微胖大，边有齿痕。

辩证： 中焦脾胃虚寒，甚至脾肾阳虚，仍有太阳病桂枝汤证。

方剂： 桂枝汤合理中汤（附子用量不小，还有干姜、白术、党参，桂枝、白芍、生姜、大枣）。

反馈： 用后效果不错，大便稀改善，次数减少，手足变温，但是停药几天后症状又出现了。如此循环往复，吃了三十多服药，病情仍如故。药物有效但是不持久，后来患者就没再吃中药。就这样过了一段时间后，我打电话问她病情怎么样了？她说病好了。我问怎么好的。她说找了一位乡镇医院的金姓西医大夫，开了两种药，吃了几天就好了。我询问了那位大夫的联系方式，联系后得知用的是抗抑郁症的药，帕罗西汀 20 mg qd，奥氮平 5 mg qd。

思考： 现在临床上消化系统的许多疾病配合抗抑郁症药物进行治疗。因为我之前在一家精神病院工作过，对精神分裂症、抑郁症、躁狂症等精神疾病并不生疏，但是就这个患者而言，她抑郁症的情况不明显，哪怕是抑郁性神经症的临床特征也不具备，所以没考虑从抑郁方面着手治疗。因此，面对这种颠覆日常认知的情况，我们当医生的应该活到老、学到老，不断吸取有用的东西。我认为我们的学习途径有很多，跟着课本学，跟着老师学，跟着患者学。患者服中药后有什么感受，甚至是在别的地方找了什么医生，吃了什么药有效了，或者没效但有什么反应，等等，我们会从中吸取经验教训。

我与这位金大夫进行交流、沟通，了解到她用抗抑郁的药物治疗了不少消化系统的疾病。这个跨学科用药的案例使我产生了不小的触动，有时候我常常伏案窃思：我们的中医医生要有拥抱世界的博大胸怀，无论是西医还是中医，都是研究生命科学的，都是医学科学，我们中医不能排斥西医，要与时俱进，因为不论是西医还是中医，都是为患者服务的，只要能解决问题，只要能治好疾病，就是好方法。当然了，中医本身博大精深，能解决很多问题，特别是《伤寒论》。张仲景在自序中说："若能寻余所集，思过半矣。"就是说他写了这本书，你若能看明白就能解决临床一半以上的问题。但这也说明还有一少半的问题得不到解决。就是张仲景这样的大家，虽然自信，也不能"尽愈诸病"。我们生活在高科技的现代，要吸取现代医学科研成果，为我们的中医服务。

案例三：男，47岁。

主诉：偏身感觉障碍两年多。

现病史：左半身重着麻木，说酸不酸，说疼不疼，还有沉重感；右半身正常。到过很多地方看病，均不能明确诊断，病情持续了两年多，检查结果排除了脑血管病变。

刻下症：左侧手足肢体温度较右侧稍低，且出汗较右侧少，纳眠可，大便略干，小便正常，舌质淡，隐隐发紫，但不明显，苔薄白，脉沉细弱。

辨证：阴阳气血营卫不和。

治则治法：行气血，调营卫。

方剂：血府逐瘀汤合桂枝汤加减。

处方：桂枝15克，白芍15克，桃仁12克，红花10克，桔梗12克，枳壳 12 克，柴胡 12 克，川牛膝 12 克，赤芍 12 克，生姜 10 克（切片），3 剂，每日 1 剂，水煎服。

反馈：服用之后左半身微微出汗，重着麻木感明显减轻，手足较前温暖，效不更方，再服 5 剂。复诊时患者病情豁然而愈，随访两年未再复发。

思考：该病从大的方面来讲是阴阳不和，一侧为阳一侧为阴，两侧不同就是阴阳不和；还有气血不和，重着麻木这一侧肯定气血周流不顺畅；另外就是营卫不和，营行脉中，卫行脉外，营气和卫气不和则致气机运行不畅。仔细思考后觉得唯有血府逐瘀汤所主的病证与该病机关联密切。本方行气宽胸，活血化瘀，有升有降，对胸中之气起到升降的作用，又因为肺主气、心主血脉，为一身气血之总司，所以用该方合桂枝汤化裁以行气血，调营卫。几剂下去患者病就好了。至今想起这个病例，我都感到惊讶。由此可见，对于复杂的病例，只要辨证准确，配伍得当，就会立竿见影，效如桴鼓。当然了，我们在应用方剂的时候，针对病人病情，要清楚是功能性疾病还是器质性疾病。现在的医学这么发达，各种仪器都有，我们可以通过 CT、磁共振等检查手段排除恶性肿瘤后，再行中医治疗。既不耽误病人诊治，耗费不必要的钱财，也可为自己避免不必要的麻烦和纠纷。

案例四：男性，63 岁。

主诉：高血压病史十五年，脑出血后偏身瘫痪两月余。

现病史：高血压史十五年，伴有血黏度增高，平时服用阿司匹林肠溶片 100 毫克，每日一次，但是治疗高血压的药物服用不规律。近日因与子女生气导致脑出血，发病倒地时神志尚清，入院后 CT 扫描检查测算出出血量大约 40 毫升，左侧肢体瘫痪，上下肢肌力是 0 级，舌体偏向左侧，右侧额纹消失。因为该患者平时常服肠溶阿司匹林，所以他的凝血机制有问题。最初住院的时候，怕引起出血不止，没有立刻进行手术，待病情稳定后再将病灶中的积血引出。入院两个月后，左下肢肌力增强，功能有所恢复，在家人的帮助下可以借助拐杖走几步，左上肢肌力仍是 0 级。患者自述失眠，每晚只能睡 2~3 个小时，需要服用佳乐定才能入睡。

刻下症： 失眠，心胸烦躁，饮食量尚可，但食不甘味，每晚半身汗出，左下肢夜间不适，舌质暗红，苔少，脉浮大中空，如按葱管（也就是芤脉的形态）。

辨证： 气虚血瘀，营卫不和，肝络失养，肝气郁而不畅，气郁化火，上扰心神，神不守舍；中克脾土，运化失健。

治法： 益气活血，调和营卫，健脾柔肝，和营安神。

方剂： 桂枝汤合补阳还五汤加减。

处方： 炙黄芪 30 克，桃仁 10 克，红花 6 克，白芍 12 克，桂枝 12克，地龙 10 克，茯苓 30 克，山茱萸 12 克，当归 10 克，炒六神曲 10 克，党参 30 克，陈皮 12 克，甘草 6 克，生酸枣仁 30 克（用生酸枣仁清泄肝脏郁火），5 剂，每日 1 剂，水煎服。

思考： 中医认为，寤寐是生命活动两种不同的形态，寤是阳气入室，寐是阴气入室，共同构成一个完整的生命活动过程。营卫运行，昼夜变化，昼寤夜寐，按时发生。如果营卫昼夜节律紊乱，则寤寐异常。《灵枢·大惑论》云："夫卫气者，昼日常行于阳，夜行于阴，故阳气尽则卧，阴气尽则寤。"《类经》云："若病而失常，则或留于阴，或留于阳，留则阴阳有所偏胜，有偏胜则有偏虚，而寤寐亦失常矣。"这说明古人充分认识到中风偏瘫是阴阳的偏盛偏衰导致营卫失和的缘故，同时也说明治疗失眠和汗出都需要从调和营卫入手。因为此病比较复杂，症状很多，开方之后我当时也没有把握，过去我治疗过很多例中风后遗症，以补阳还五汤为主，炙黄芪我从 30 克往上加，也有加到 120 克的时候。黄芪就需要大量。辨证气虚血瘀，治疗就要以补气为主，活血为辅。

复诊：服完 5 剂后，患者体力较前明显增加，半身出汗减少，于是就停服佳乐定，能入睡 6 ~ 8 小时，心中烦躁消失，纳谷的味觉较前明显改善。

二诊调方：炙黄芪加到 40 克，酸枣仁加到 40 克，继服 5 剂。

三诊：再服 5 剂后声音较前洪亮，体力进步，拄拐杖能行走 20 ~ 30 米，左侧腋窝夜间出汗较多，尿频，夜间起床 5 ~ 10 次。

思考：从临床症状的改善来看，本方治疗效果较佳，方证相符。但又出现新的症状，腋窝出汗较多且以夜间为主，说明是营阴外泄。营气不藏则作汗，汗出则营阴受损。外泄的原因为卫气虚，失于固摄。还有就是尿频，《灵枢·本脏》云："卫气者，所以温分肉，充皮肤，肥腠理，司开阖者也。"意思是只要卫气充裕，人的体表就温润、知觉灵敏，膀胱的开阖功能正常。故营卫的问题就解决，尿频也就好了。

三诊调方：这次处方就有了较大调整，炙黄芪改为生黄芪，生黄芪走表固汗以实卫气，桃仁改为 6 克，又增加了煅龙骨、煅牡蛎各 30 克，6 剂。

反馈：服了 6 剂，症状明显好转，于是停中药，加强功能锻炼，两年多后生活能自理，但是上肢力量仍不如下肢。

这是复杂病例中出现了桂枝汤的症状，《伤寒论》云："但见一证便是，不必悉具。"所以说疾病不可能完全按照我们的想象展现，比如病人的症状就是桂枝汤证，就是麻黄汤证，就是葛根汤证，这在临床上是不可能的。在复杂病例的病情进展过程中，除了原有症状之外，又会出现新的症状。只要通过中医辨证，符合中医病机，我们就可大胆地用药。当然了，我们不能"憨大胆"，我们的药味要选择精当，药味不要太多，几十味药罗列在一起，成何体统，处方用药不像韩信用兵，多多益善。有的时候，药味精、配伍得当能够有专攻之力，集中力量朝着主要的症状、主要的证候发力。有的药物用量要适合。有的中医大夫惯用大剂量。

很多中医大夫不研究肝病，不清楚长期用药对肝肾功能的影响有多大。肝脏和肾脏是两个解毒、排泄器官，用药一旦超出其负荷，很可能就会使肝肾脏器受伤，造成功能性变化。我为什么讲这个事情呢？因为现在的中药农药残留是客观存在的。有的只追求经济效益、增加产量；有些大的公司有药源基地，有质控标准，还是不错的，能够在一定程度上对药材的质量有所把控。药物不在于量大，应该抓主要矛盾，集中药力来攻逐病邪。但是不能长期服药，要中病即止。"大毒治病十去其六，常毒治病十去其七，无毒治病十去其九，勿使过之。"就是说即使没有毒性的药物，病去八九成就可停药或者减量或者间歇一段时间再服。

关于药物的用量，明代著名药学家李时珍在《本草纲目》中讲的"古之一两，今用一钱可也。"影响很深远，所以很多验案、教材中用 1 两=3 克来计算。但随着时代进步、科研条件发展，以及现代科研人的努力和严谨的学风，最后考证汉代 1 两约等于现在 13.8 克（前文已提及）。

三、临床常用桂枝汤加减方举隅

（一）桂枝汤加葛根汤

适应证： 经常背部发凉，且大便稀，解时不顺畅。

说明： 从用量来讲，桂枝、白芍都是 20 克，也不要太大了。葛根分为两种，野葛根和粉葛根。粉葛根主要是健脾和胃，野葛根主要是走表、解痉、生津的，所以说要分开。我在临床上平时都用野葛根。对于经常背寒、大便稀的就用桂枝汤加葛根。

（二）桂枝甘草汤

适应证： 心慌、心悸。

说明：《伤寒论》第 64 条云："发汗过多，其人叉手自冒心，心下悸，欲得按者，桂枝甘草汤主之。"该方就两味药，桂枝和甘草，且量大。

关于心悸，张仲景提出的就是脏腑虚，主要是心阳虚，故要用甘温之药来补充。平常容易出汗，汗出过多易损伤心阴心阳，阳气随汗而泄故心悸。起初心中悸动不安（平时安静的状态心怦怦跳几下，很快恢复平静），这一般来说是室性早搏或房性早搏，或者室上性心动过速，多半是功能性的，没有完全到器质性、病理性的阶段。还有的患者是心里怦怦跳的同时，感到胆小、害怕，睡不着觉，一有动静就吓醒，这种情况下多为器质性病变，中医叫怔忡。所以呢，原方桂枝四两，炙甘草二两，也就是炙甘草接近30克，桂枝接近60克，量很大。心阳虚的情况下多见于现代医学的冠心病、高血压病、病毒性心肌炎等常年不愈的疾病，有的虚得太厉害了，就得非重剂不能疗沉疴，非猛药不能祛顽疾。当然病初的时候要循序渐进，不能武断冒失，需要先试探，再稳步前进，逐渐加量。一次用几服药，患者吃了有效果但效果不大，并且也没什么不舒服和副反应的情况，就可再逐渐加量。一定既要保证患者用药的疗效，还要避免服药以后出现不良反应，对患者造成伤害。

（三）桂枝加人参汤

适应证：患者平时自汗出，汗出怕冷，浑身无力，气短，易叹气。

说明：这种情况在心脏病患者中常遇到，桂枝汤加人参原方就行。

（四）桂枝汤加黄芪

适应证：面色萎黄（贫血貌），出汗，乏力，更主要的特点是心里有空虚感，活动后心慌（特别是在冠心病中常见到）。

说明：这种情况用桂枝汤加黄芪，即黄芪桂枝五物汤，逐渐加量，很快见效。

（五）桂枝加厚朴杏子汤

适应证：慢性肺系疾病如老慢支，见有经常咳嗽气喘，易着凉，特别是秋冬季节，容易感冒，且一感冒就胸闷如窒。

说明： 这种情况就是阳虚，胸阳不振，寒凝气滞。治以通阳散寒，下气平喘。桂枝加上厚朴、杏仁，几服药就见效，实在不行加葶苈子30克，以下气平喘。

（六）桂枝加龙骨牡蛎汤

适应证： 怕冷，出汗，失眠，惊恐烦乱。

说明： 该症状属于阳气浮越，阳不入阴，神不守舍。桂枝加生龙骨、生牡蛎以镇静安神（不是煅的，煅的有收敛作用），很有效。

（七）桂枝汤加细辛、通草、当归

适应症： 厥阴病，脉微细，身冷如冰，舌卷囊缩，手足发凉，阳气不能通达四肢。

说明： 这就是桂枝汤证。因为太寒凉了，且耽误了很长时间，导致寒凝之气内传厥阴。这属于桂枝汤证误到极点了。肝脏里面没有阳气，所以加细辛。细辛通阳作用比较迅速。加通草，能够通达十二正经、任督二脉，扫除脉道的一切障碍。当归是甘温的，能够温补肝血，促进肝血的运行，改善肝脏循环。

（八）桂枝汤合理中汤

适应证： 背部冷疼，手凉，肠鸣音亢进，大便稀薄，胃中发凉，脉沉迟细弱。

说明： 太阳经为什么容易受寒？《黄帝内经》有云："风雨寒热不得虚，邪不能独伤人。" 外因是变化的条件，内因是变化的根据，外因通过内因而起作用，只有在内脏虚的情况下，外邪才容易侵犯太阳经，着而不去，如果治疗方法不对，能停留很长的时间。如果内脏强，给予太阳经支撑，使其像一个篱笆一样，封闭的很严实，就能使外邪进不来。所以每当脾胃、肾脏的阳气虚了，就用桂枝汤散太阳经寒邪，理中汤温内脏阳气，这样病情就很快得到解决。这里需要注意手足发凉到什么程度。该证是凉到手腕横纹处。如果是肘以下全凉则多见于四逆散证，是气郁把阳气闭阻在内，不能达于四末。

（九）茯苓桂枝白术甘草汤

适应证：主要适用于慢性支气管炎、肺气肿等肺系疾病患者，每于秋冬季节不耐寒凉，咳喘频发，咳吐大量清稀泡沫样痰，且往往伴有背部凉感。

说明：《金匮要略》曰："病痰饮者，当以温药和之。"对于痰饮病，1982年，我在地方市中医院实习的时候，跟着孙玉甫老师，他曾治疗过一个慢支的病人。患者自诉背部（两肩胛之间一巴掌大小地）发凉。就这一个症状，当时舌脉因为时间过久记不清了。应用苓桂术甘汤加减治疗，开了三服药，效如桴鼓。

（十）桂枝加干姜汤

适应证：常怕冷，怕吃凉的，经常出汗，出汗不敢脱衣，脱衣服就容易受凉感冒，咳大口白痰。

说明：该症就是内外皆寒，太阳经寒，胃阳虚，脾肺寒，肺气虚。多见于慢性肺系疾病。用桂枝汤加干姜，实在不行再加细辛。古人说"细辛不过钱"。但我一般用10克左右，最大量用到15克。为什么可以用到这个量呢？在1985年左右，我看到一篇一位陕西的主治大夫发表的文章，文中讲他为了测试细辛的毒性，干吃细辛，并让另一个大夫在旁边看着，一旦有中毒反应立即抢救，当他干吃细辛到15克的时候，嘴唇发麻，头晕恶心，中毒症状出来就不吃了，随后他在临床上经常细辛用到10克以上。从那以后我开处方就敢用到10克左右的细辛。对于肺里有痰饮的，咳痰清稀的，慢性肺气肿、支气管哮喘咳吐泡沫样稀白痰的，处方时都可用加细辛、干姜，大胆用，比一些激素类药物好得多。

（十一）桂枝汤加黄芩或杏仁、石膏

适应证： 怕冷，经常出汗，不敢脱衣服，出汗脱衣就咳嗽，咳痰不爽，有时咳黄痰，舌质红，苔薄黄。

说明： 肺经有热，应益气固表，清肺化痰。桂枝汤加黄芩就行，再不行就加石膏，清肺热。石膏用大量。如果痰黄得很厉害，就是现代医学所说感染很重，多用抗生素治疗。几十年来抗生素滥用情况严重。其实对于肺系疾病咳嗽、咳吐黄痰，应用桂枝汤加黄芩、杏仁石膏，切中病机，收效甚好。

（十二）桂枝汤加葛根、知母、石膏

适应证： 常常出汗多，汗出后不怕冷。

说明： 有表虚的一面，又有阳明经热的一面，表虚里实。所以既要调和营卫，又要清解阳明之热。用桂枝汤加葛根、石膏、知母。葛根30克，石膏50～60克，知母30克。

（十三）桂枝加芍药汤

剂量： 一般来说桂枝45克，白芍可以用到90克，炙甘草30克，生姜45克，大枣12枚。

适应证： 饿了就难受、出汗，饮食正常，但是不耐疲劳。

说明： 这就是脏腑阴津亏虚的同时，还兼有气虚。桂枝汤补的是功能，是阳气；芍药是补阴的，补的是物质。在某种情况下，物质和功能相互赖以生存。物质产生功能，功能可以促进物质的产生，两者缺一不可。所以在张仲景用的方剂当中，有很多药对，是对立统一的，既补阳又补阴，既收敛又发散。明代名医张景岳有句话："善补阳者，必于阴中求阳，则阳得阴助而生化无穷；善补阴者，必于阳中求阴，则阴得阳升而源泉不竭。"《黄帝内经》亦说："孤阴不生，独阳不长。"这就是阴阳之间的相互依存问题，单用补阴的药不行，单用补阳的药也不行，有所制衡才是立法处方的一个准则。

（十四）桂枝柴胡各半汤

剂量： 桂枝 25 克，白芍 25 克，炙甘草 15 克，柴胡 30 克，炙黄芪 25 克，姜半夏 30 克，党参 25 克，生姜 25 克，大枣 6 枚。

适应证： 怕风怕冷，烦躁易怒，四肢骨节烦疼，口燥咽干，心中烦热，有时饥不欲食。

说明： 这种情况就是太阳病和少阳病合病。热象明显的就用桂枝柴胡各半汤加栀子和石膏；如果有潮热，说明脏腑有燥实，可以用小承气汤。有人会问为什么用半夏 30 克这么大量。一是半夏用姜汁炒后毒性就小了。记得有一次外出开学术会议，和一位中医功底比较厚实的同学探讨中药。他说半夏能生吃到 100 克而无中毒反应。从那以后半夏我就敢用了。二是半夏具有燥湿化痰散结的作用，对于顽痰水饮非大量不能显其效。三是经过多年的临床验证，半夏并非有想象中的那么大毒性，在肝肾功能正常的情况下用 30 克左右还是比较安全的，但要中病即止！

（十五）桂枝汤加白术、茯苓

适应证： 心慌难受，无力，怕风，胸闷，胆小。

说明： 该方补心气，养心阳，安心神。

据不完全统计，《伤寒论》所用桂枝汤加减的方子有八十多个，以上是我临床应用桂枝汤及其加减方的体会，也是基本的框架，但万变不离张仲景的《伤寒论》。所以有时我在想，当年学习《伤寒论》背诵经典条文，死记硬背方子是不可逾越的历史阶段，不可能一开始就能灵活加减。随着年龄增长，逐渐完善和提高自己，从实践到认识，从认识到实践，循环往复，慢慢地就有经验了；不断改正自己的不足，积累有益的经验，自然而然地也就成为一名合格的医生了。以上是对桂枝汤的理解和个人经验，希望对同道和晚辈有所参考和启迪。

　　过去我们背了很多的条文和方子，但那都是死的，临床应用时如果照本宣科，对号入座，往往走入死胡同。所以有时候可以思考一番，捋一捋《伤寒论》：太阳经不外乎桂枝汤、麻黄汤、大青龙汤这三方；阳明经主要是葛根汤、白虎汤（阳明经证）、大承气汤（阳明腑证）三方；少阳病是小柴胡汤、大柴胡汤、柴胡芒硝汤。这九个方囊括了人身上三阳外感的全部症状。三阳经病所有条文涉及的方子都是由这九个方加减而来的，如果能活学活用，临床上有很多病就能迎刃而解。表病的经证、腑证都在九个方子当中。结合脉象来看，太阳病，脉浮缓桂枝汤，脉浮紧麻黄汤，脉浮紧且大有力大青龙汤；阳明病，脉浮长葛根汤，脉洪大有力白虎汤，脉滑数有力大承气汤；少阳病，脉弦有力小柴胡汤，弦大有力大柴胡汤，脉弦按之有力，阳明、少阳热邪入里，邪无出路造成腑实证，用柴胡加芒硝汤。除此之外，还有少阴病寒化证用四逆汤、热化证用黄连阿胶汤，厥阴病乌梅丸，太阴病理中汤等。因为很多病都是从以上方子中加减而来，举一反三，触类旁通就能事半功倍。故治疗杂病、六经病症要掌握其中要点。

第三章　谈谈承气汤

承气汤由东汉著名医家张仲景在《伤寒论》中创立。张仲景以六经辨证作为总纲目指导伤寒、杂病的诊断治疗，许多经方在如今的临床中仍然能够被广大医者所推崇使用。最初仲景创立了三承气汤（大承气汤、小承气汤及调胃承气汤）和桃核承气汤，后世不少医家对其核心方义进一步思考、分析，在临床治疗中不断实践、改进，创立出众多的加减方，如吴鞠通在《温病条辨》中提出的宣白承气汤、增液承气汤等。经过千百年的锤炼，三承气汤及其加减方的适用证不断扩大完善，对临床治疗产生了极其深远的影响。

一、承气汤的源流

承气汤在《伤寒论》阳明病篇提出。"承"即承接、顺承之意，"气"是指胃肠之气。胃以降为顺，该方旨在使胃肠之气通顺舒畅，胃气得以下行，故名"承气"。阳明病是仲景六经辨证体系中的一类病证。《伤寒论》云阳明病的提纲证是"阳明之为病，胃家实是也。""胃家"是整个胃肠的泛称，既包括胃腑，也包括大肠；"实"是指胃肠腑无法实现正常的虚实更替，从而导致饮食物的摄入、消化吸收及糟粕的排泄异常而出现的病理状态。《素问·五藏别论篇》提到食物在胃肠中的传化过程，"水谷入口，则胃实而肠虚；食下，则肠实而胃虚。"这就说明胃肠要有虚有实，不能只"实"不"虚"，若是一味堆积，则可致大便硬燥而不通，即可导致阳明腑实证等。"胃家实"就是对阳明腑实证病机的高度概括。阳明腑实证是阳明病燥热严重、津液大伤的病变，主要表现为腹满硬痛，大便不通兼有潮热、口渴等里热炽盛的症状，多因邪热炽盛或误用汗法导致津液外泄过多，使肠中干燥，燥屎内结。三承气汤（大承气汤、小承气汤、调胃承气汤）治疗阳明病疗效极佳。若属阳明病而兼其他症状者，可用由三承气汤衍生出的加减方，如治疗太阳蓄血证的桃核承气汤，治肺气不降的宣白承气汤等。这些经方都成为后世临床治疗的常用方剂。

二、承气汤之三承气汤

记得在上学期间学习方剂课的时候，还是下了一番苦功夫的。因为要成为一个好的中医，就必须打下一个坚实的基础，除了记住方中的药味组成以外还要理解方义，记住它的功效、主治、适应证。这没有捷径可走，就是背诵记忆——"大承气汤朴实黄，加入芒硝用须详，去硝乃是小承气，硝黄甘草调胃汤。"至今朗朗上口，下面分别来论述。

（一）调胃承气汤

三承气汤中的调胃承气汤在《伤寒论》中出现最早。此方所治之证在三承气汤中属最轻最浅，针对的是仅胃中燥热，阳明燥热初结的病变。

1. 方义

调胃承气汤由大黄（去皮，清酒浸）四两（按照现代的关于汉代药物用量的研究约为 55~60 克）、炙甘草二两（约为 28 克）、芒硝半升（约为 60 克）组成。大黄为苦寒之品，《神农本草经》中载其能"荡涤肠胃，推陈出新，通利水谷，调中化食，安和五脏"，在此方中意在泄热，泻下之力稍弱。芒硝性味咸寒，为润燥软坚之品。佐一味甘草，其性甘温，既可以缓和大黄、芒硝攻下之力，又可补胃气。三药配伍，相辅相成，使全方达到调和胃气、润燥泄热的功效。

2.《伤寒论》条文论述及临床应用

在《伤寒论》太阳病篇即提出此方，第29条云："伤寒脉浮，自汗出，小便数……若胃气不和，谵语者，少与调胃承气汤。"此条论述素体阴阳俱虚之人复感伤寒，本应固阳敛阴兼以解表，反与桂枝汤以攻其表，故阴阳更虚。此时应先以甘草干姜汤复其阳，后以芍药甘草汤滋阴。但若甘草干姜汤使阳复太过而致胃中阴液更加不足，出现"胃气不和，谵语"者，可与调胃承气汤。服法为"少少温服"，意不在泻，旨在调和胃气。本方在《伤寒论》第70条中再次出现："发汗后，恶寒者，虚故也；不恶寒，但热者，实也。当和胃气，与调胃承气汤。"此条病证已非太阳表证，已属阳明病。但阳明燥热尚轻，病位主要在胃，暂未见痞、满等证，以调胃承气汤和胃泄热。服法为"顿服"，较"少少温服"，其泻下之力更强。服法不同，也体现出医者在临证时根据病情缓急轻重"随证治之"的灵活治则。

第248条："太阳病三日，发汗不解，蒸蒸发热者，属胃也，调胃承气汤主之。"这是太阳病传入阳明，热邪炽盛，但未达到燥实的程度。

第249条："伤寒吐后，腹胀满者，与调胃承气汤。"误用吐法，伤胃气、津液，化燥成实，但未至大实大满。

第207条："阳明病，不吐不下，心烦者，可予调胃承气汤。"因胃络上通于心，胃家实热，循经上扰心神，故出现心烦的现象。用调胃承气汤清泻胃热，除心烦，说明阳明病燥热结于胃但尚未至大、小承气汤燥结成实、成硬的程度。成无己在《注释伤寒论》对此条的注解中写道："吐后心烦，谓之内烦；下后心烦，谓之虚烦。今阳明病不吐不下心烦，则是胃有郁热也，与调胃承气汤，以下郁热。"由此可以看出本方用以清泄胃中燥热、郁热。热邪除，心烦自然消失。这也是治病必求于本的体现。

除了上述几条条文外，《伤寒论》中还有几处病证应用调胃承气汤。

总体说来，调胃承气汤多用于治疗阳明病燥热仅在胃而肠未全实的病证，是三承气汤中最缓和的一首方剂。这就给我们的临床应用确立了选择标准。

3. 临床验案

我在临床应用调胃承气汤治疗各类病证，其适用范围并不局限于胃中燥热之证，全消化道有热皆可化裁用之。给我印象最深的一个案例是"牙周炎"导致的牙龈肿痛。某男，46岁，既往无其他病史，因平时善嗜辛辣，近日又饮酒频频，因而出现牙龈肿痛。初始未重视，直至牙缝溢出脓液，两腮肿胀，疼痛加重。曾用三黄片效果不著。且大便干，三日未行，口渴，烦躁；舌红，苔黄厚略腻，脉滑数。很明显这是胃肠积热，腑气不降，治当清胃通腑泄热。处方：大黄15克，芒硝15克（后下），黄连10克，升麻9克，生地30克，丹皮12克，麦冬30克，甘草6克。1剂缓解，3剂而愈。因足阳明胃经循行入上齿中，故此病例用调胃承气汤化裁以清胃通腑。正如《素问·太阴阳明论篇》所说，"上病下取"有"釜底抽薪"之效。

（二）大承气汤

若上述的胃肠燥热结于胃腑，得不到及时的清解，就会弥漫于全胃肠，出现阳明腑实较重而燥屎已成症状。这时再选调胃承气汤就有点力不从心了，需要选择攻下之力最强的大承气汤来担当此任。本方适用于三承气汤中病位最深、病情最重、痞满燥实皆备的阳明腑实证。

1. 方义

大承气汤由大黄（酒洗）四两（约60克）、厚朴半斤（约70克）、枳实5枚（约27克）、芒硝三合（约37克）组成。上四味，以水一斗先煮厚朴、枳实，取5升，去渣，内大黄，更煮取二升，去渣，内芒硝，更上微火二沸，分温再服。得下，余勿服。根据煎服法我认为分两次服，每一次的用量就是减半，亦能够发挥出应有的疗效，获取预期的效果。方中大黄攻下泄热，荡涤肠中燥屎；芒硝以咸寒之性润燥软坚，助大黄攻热结、泻燥屎。《本草经集注》中陶弘景云："厚朴味苦……温中，益气，消痰下气……去留热，止烦满，厚肠胃。"厚朴在此用以理气消满除胀，能为肠胃的蠕动提供动力，其用量倍于大黄，行气之力更甚。枳实为苦寒之品，有破气除痞之功，与厚朴均为气分药，相须为用以使大黄、芒硝攻下泄热、荡涤肠胃之力更强。整方四味药配伍得当，共奏化燥软坚破结、理气泄热、攻下燥屎之功。

2.《伤寒论》条文论述及临床应用

《伤寒论》第208条云："阳明病，脉迟，虽汗出，不恶寒，其身必重，短气，腹满而喘，有潮热者，此外欲解，可攻里也。手足濈然汗出者，此大便已硬也，大承气汤主之。"此条文中的"脉迟"是指因燥屎内结，腑气不畅而见迟而有力的脉象；汗出而不恶寒提示表证已罢；"潮热"说明经表之邪已入里，阳明病之潮热多见于下午3~5时，即日晡潮热；"濈然汗出"形容连绵不断的汗出状态，阳明病热结于胃，需向外散发故迫津液外泄，因手足为手足阳明经的行经之处且津液大伤，故只有手足濈然汗出而非周身汗出。上述各症均说明痞、满、燥、实已成，大便已硬、已燥，此时可以用大承气汤攻下。其力较小承气汤、调胃承气汤攻逐之力更大，故大承气汤被称为"峻下"之剂。大承气汤后的煎药方法也值得注意，应先煮厚朴、枳实，后入大黄，最后内芒硝。此法先后有行气、泄热、软坚化燥的功效。煎法也体现出仲景应用此方治疗痞满燥实已成的阳明腑实证的思路。

除《伤寒论》第208条明确指出可以用大承气汤攻下的证候之外，还有几处条文是对应用大承气汤指征的补充，如第239条提到的"绕脐痛"是肠中燥屎已成，腑气不通、气机不畅的表现；"烦躁"是阳明病热邪扰乱心神所致；以上两个症状的出现均以不大便五六日为前提，且发作有时。第 240 条提到的"日晡所发热""脉实"是胃家实的指征；第 241 条描述的"大下后，仍不大便六七日，烦不解，腹满痛"，因此可判断为"本有宿食"，结合第 256 条来看，脉象当现"滑数"。临床遇到上述症状时即使用了大承气汤，仍有可能出现第 255 条所言"腹满不减，减不足言"的情况，疗效平平。之所以会出现这样的局面，是因为现今大承气汤的临床用量没有固定的标准，且服用汤剂还要因人、因时、因地、因病情的轻重而用量不同，临床处方时要灵活，遇到要"当下之，宜大承气汤"的病症，如果病重药轻了，没有出现效果，要继续用。

第 242 条描述的"小便不利"是因燥热伤津，津液不足导致。此条提到的"大便乍难乍易"有几种说法。一说是因既有热结旁流，又有燥屎内结（钱潢《伤寒溯源集》）。一说因为津液内亡则大便乍难，小便不利而津液还入胃中则大便乍易（张隐庵《伤寒论集注》）。上述这些条文都是对可用大承气汤攻下证候的进一步补充阐释。

另外，《伤寒论》第 208、209、238 等条文还提到大承气汤的禁忌证。"若汗多，微发热恶寒者，外未解也，其热不潮，未可与大承气汤。""若不转矢气者，此但初头硬，后必溏，不可攻之，攻之必胀满不能食也。""腹微满，初头硬，后必溏，不可攻之。"这些条文均提示大承气汤适用于阳明腑实燥屎已成之证，若表证未解或燥屎未成等情况，均不可与大承气以攻下。这也说明临床中应用大承气汤应当辨证清晰，不应轻易使用此等峻烈之剂。

3.《金匮要略》条文论述及临床应用

《金匮要略》包含了很多仲景治疗杂病的经验，其中也有条文提到大承气汤，如"痉湿暍病脉证第二"云："痉为病，胸满口噤，卧不着席，脚挛急，必齘齿，可与大承气汤。"本证是因胃肠实热积滞，热伤津液而致筋脉失养、强急，出现四肢挛急，卧不着席等症，甚至热盛动风而见口噤、齘齿。此为痉病实热重证，与大承气汤以急下存阴，泄实热，通腑气。《医宗金鉴》中说此条文中的大承气汤是"直攻其热，非攻阳明之实"，即此处用大承气汤是为了泻胃肠实热以复阴存津，从而缓解痉强之证，与伤寒论中治疗阳明病燥屎已成之证有所区别。

4. 临床验案

案例 1. 崔某，老年男性，71 岁。1992 年 5 月 22 日就诊。由家人搀扶进入诊室，主诉肚子阵痛，有时痛得"滚疙瘩"。之前感冒发烧一周，经治疗已不发热，但大便干燥，五日未行，口渴，很少放屁，每到下午头脑就有点不清醒（这和承气汤证的口渴、神昏、谵语、日晡加重对应起来了）。如厕时其家人用手帮助抠出几个"羊屎蛋"稍有缓解，虽努争乏力只能挤出少许的黑水（这时我才真正明白"热结旁流，下利清水，色纯青"这句话的意义）。舌苔焦黄干燥，附有黑苔，脉弦滑。这是典型的外感病，外邪入里化热进驻阳明。我认准就是大承气汤证，处方如下：大黄 12 克，芒硝 15 克，川厚朴 12 克，枳实 10 克。3 剂药，1 日 1 剂，水煎服，其中大黄、芒硝后下。仅 1 剂药就泻下许多类似"羊屎"的粪便，夹杂着较多的黑水，臭不可闻，腹部胀痛顿消，有神清气爽的感觉。其家人问我剩下的药是否还服，为了巩固疗效清理余热而又不至于损伤正气，让其家人将 1 剂药煎 2 次分到两天去服，第 3 剂药无须再服，中病即止。在这里要注意煎服法，大黄必须后下才能达到预期的效果。

案例 2. 刘某某，男，64 岁。2018 年 9 月 4 日就诊。

主诉：反复双下肢水肿 8 年，上腹部胀满不适 2 月。

患者于 8 年前开始反复出现双下肢水肿，休息后可自行缓解，无心悸、胸闷、气短，无恶心、呕吐，无腹胀、腹痛，无乏力，未治疗。2 个月前出现上腹部胀满不适，纳差，双下肢水肿，尿色加深如浓茶样。当地医院行腹部彩超，提示"肝硬化、脾大、腹水"；胃镜示"食管胃底静脉曲张（重度）"；乙肝五项 HBsAg（+）。按"乙肝肝硬化失代偿期、食管胃底静脉曲张"给予抗病毒、利尿、补充白蛋白等治疗，后好转出院。之后又因腹胀、下肢水肿先后 2 次住院治疗，效果不佳，为进一步诊治再次入住我院。

本次发病以来无发热、寒战，食欲下降，进食量较前减少约 1/3，大便正常，小便颜色加深如浓茶样，近半年来体重下降 10 公斤。查体：慢性肝炎面容，鼻尖可见明显血管扩张，全身皮肤黏膜及巩膜中度黄染，可见肝掌。腹部膨隆，脐突明显，无压痛、反跳痛，脾于左肋下 5 cm 触及，质韧，无触痛，移动性浊音阳性，双下肢中度水肿。

磁共振检查符合肝硬化、脾大、腹水及侧支循环形成表现。给予保肝降酶、利尿、利胆退黄、抗病毒、补充白蛋白等治疗。病情好转后于 2018 年 9 月 28 日行脾部分栓塞术。因脾栓体积过大，术后出现腹水、自发性细菌性腹膜炎，给予间断放腹水、抗感染、灌肠、补充凝血因子等治疗。感染控制欠佳，腹水消退差，病情急剧加重。

2018 年 11 月 21 日会诊：患者呈痛苦貌，自言自语，语无伦次，答非所问，精神烦躁，纳差，仅能进食少量流质饮食，恶心，未呕吐，腹胀、腹痛，乏力，尿量减少。查体：腹部隆起，叩诊浊音，肠鸣音极度减弱，偶可闻及，腹部触诊按压有硬满滞涩感，可触及肠型，但全腹无明显压痛及反跳痛，移动性浊音阳性，下肢水肿。

化验：凝血酶原时间为 30 秒，PTA（凝血酶原活动度）27%/L，血红蛋白 64 g/L，PLT（血小板）33×10^9/L，BNP（B 型利钠尿肽）1518 ρ g/mL；肝功，TBIL（总胆红素）133.5 umol/L，DBIL（直接胆红素）93.5 umol/L。

腹部平片：肠梗阻。

诊断：1. 慢加急性肝衰竭；2. 肝炎肝硬化乙型失代偿期；3. 腹水；4. 自发性细菌性腹膜炎；5. 脾功能亢进；6. 肝性脑病；7. 肝肾综合征；8. 肠梗阻。

患者大便干结如羊屎，近 3 日未行，舌红苔黄，舌面干燥。试用中药大承气汤荡涤肠胃。处方：大黄 12 克，厚朴 9 克，枳实 10 克，芒硝 20 克。

第一日分 2 次鼻饲，无大便，腹部未闻及肠鸣音，再次给予芒硝 20 克鼻饲，仍腹胀、腹痛，无大便。

第二日鼻饲第一日药量，同时辅以芒硝 40 克加乳果糖灌肠，仅排出少量水样便，未见粪块。后患者携带鼻饲管自动出院。后经随访，患者沿用上方 5 剂后终于排出一握坚硬粪球，且伴有少许矢气，但腹内仍有部分残留粪块。

《伤寒论》第 238 条："阳明病，下之，心中懊憹而烦，胃中有燥屎者，可攻。腹微满，初头硬，后必溏，不可攻之。若有燥屎者，宜大承气汤。"

《伤寒论》第 215 条："阳明病，谵语，有潮热，反不能食者，胃中必有燥屎五六枚也。若能食者，但硬耳，宜大承气汤下之。"

患者精神烦躁，语无伦次，自言自语，与古之"谵语"相合。腹胀满而痛不甚，考虑与肝衰竭所致"肠麻痹"有关。大便干燥，必有燥屎，以大承气汤攻之。该病诊断明确，辨证准确。《医方考》："伤寒阳邪入里，痞、满、燥、实、坚全俱者，急以此方主之。"

方药对症。大黄苦寒泄热通便，荡涤肠胃；芒硝咸寒泄热，软坚润燥；厚朴消痞除满，行气散结。但积滞不去，效果欠佳。因患者肝衰竭、严重腹腔感染，脏腑功能极度减弱，大肠传导功能几乎停滞，导致用药后效果欠佳，这是主要原因。因此诊察疾病时应结合病人整体情况，综合分析，把握内因、外因的辨证关系，对用药后效果要有一个预判。

本例患者的治疗反思：理论上大肠失于传导，应给予黄芪等扶助正气药物。因患者邪实正虚，恐犯虚虚实实之戒，故未加入扶正药物。此外，由于条件所限，未能行高位灌肠（至结肠，普通灌肠仅到直肠），也限制了药物临床疗效的发挥。

案例 3. 李某某，男性，74 岁。

2018 年 10 月 29 日就诊。既往有糖尿病史。

主诉：尿色加深 10 余天。

患者于 10 天前无明显诱因出现皮肤、目睛发黄，尿色加深，如浓茶色，有上腹胀痛，食欲较前明显下降，食量减少至原来的 1/2，感恶心，烧心明显，自觉发热，无畏寒及寒战。病后于当地医院就诊，给予"保护胃黏膜"等药物治疗（具体不详），上述症状未见改善。之后就诊于某附属医院，查肝功明显异常，遂前来我院。门诊以"黄疸原因待查"收入院。近期患者食欲差，无心慌、胸闷，大便干结，约 2 ~ 3 天 1 次，粪质呈暗褐色，小便如前述，夜间睡眠差，体重较前减轻。近 3 日未曾大便，胀满难忍，不得安卧。

查体：T 37.4 ℃，P 100次/分，R 22次/分，BP：120/70 mmHg。急性黄疸面容，枕骨可触及一大小约2 cm×3 cm骨性隆起性包块，质硬，无触痛。全身皮肤黏膜及巩膜重度黄染，未见肝掌，未发现蜘蛛痣。心肺听诊无异常。腹部略隆起，腹肌偏韧。剑突下可触及一大小约5 cm×6 cm包块，质硬，有触痛。全腹压痛，以上腹及左下腹为主，无反跳痛。肝脾未触及，肝区无叩击痛，腹部无移动性浊音，双下肢无水肿。

院外辅助检查：肝功：ALT 500 U/L，AST 780 U/L，BILT 674.6 umol/L，BILD 319 umol/L，IBIL 355.6 umol/L，TP 53.7 g/L，ALB 33.3 g/L，ALKP 2878 u/L，GGT 721 u/L，葡萄糖 8.15 mmol/L。

腹部彩超：1. 胆囊张力大并胆囊内胆泥形成；2. 胆总管扩张；3. 肝门区淋巴结肿大，建议进一步检查。

初步诊断：1. 胰腺（胰头）恶性肿瘤；2. 糖尿病。

入院完善相关辅助检查：肝功，ALT 206 u/L，AST 324 u/L，BILT 605.5 umol/L，BILD 425.2 umol/L，TP 45.4 g/L，ALB 27.1g/L，ALKP

1623 u/l，GGT 486 u/L，糖 6.7 mmol/L。肝脏肿瘤标志物：正常。

消化道肿瘤标志物： CA19-9 882.06 U/mL。异常凝血酶原：883 mAU/mL。

血常规： WBC 14.42×10^9/L，N% 88%，L% 5%。炎症指标：PCT 1.89 ng/mL，铁蛋白 >2000 ng/L，C- 反应蛋白 101.25 mg/L。

腹部增强 CT： 1. 符合胰腺癌并双侧肾上腺、腹腔及腹膜后多发淋巴结转移并肝内外胆管、胰管扩张 CT 表现；2. L2 椎体左旁、L5 左侧椎板旁、双侧髂骨旁、腹腔及腹壁下见多发结节灶，符合转移瘤 CT 表现；3. 少量腹水；4. 双侧胸腔少量积液。

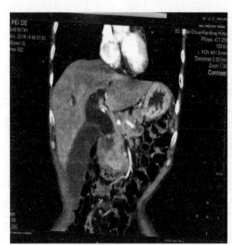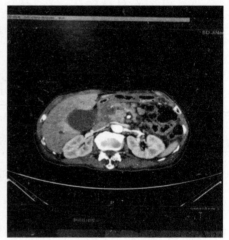

图 13 患者腹部增强 CT

明确诊断： 1. 胰腺癌，并腰椎、髂骨、颅骨、腹腔、腹壁下多发转移；2. 糖尿病；3. 胸腔积液； 4. 自发性细菌性腹膜炎。

治疗： 给予五酯软胶囊、甘草酸二铵、熊去氧胆酸、丁二磺酸腺苷蛋氨酸保肝降酶退黄，复方氨基酸、人血白蛋白营养支持，比阿培南抗感染。

患者发热，自述胸胁苦满，郁郁心烦，心下痞硬，食欲差，大便不通，舌淡红，苔白厚，脉弦数。综合四诊情况，中医辨证为少阳阳明合病；

治以和解少阳，内泄热结；给予中药免煎颗粒大承气汤合小柴胡汤加减，全方如下：

柴胡 12 克，清半夏 12 克，黄芩 10 克，大黄 9 克，茵陈 30 克，炒枳实 12 克，厚朴 12 克，生姜 9 克，大枣 10 克，白芍 20 克。共 3 剂，每日 1 剂，水冲服。

二诊：服上方后患者感胸胁苦满症状较前稍有减轻，但效果不显著，仍诉恶心、烧心、反酸，全腹隐痛，大便未下。遂给予上方加芒硝 15 克冲服。当日下午 4 点服下，至当晚 8 点大便下 2 次。第一次粪水夹杂，量多，第二次量较第一次便量为少。患者顿感胀痛皆无，如释重负，当晚沉沉地睡了一个好觉，次日晨起喝了 2 小碗小米粥。此后，沿用上方连续服用 4 天，大便通畅，腹胀未再出现，烧心感较前明显减轻，无恶心，食欲较前大有改善。

《伤寒论》："伤寒十三日不解，胸胁满而呕，日晡所发潮热，已而微利（这里的'利'应理解为热结肠腑，但未形成腑实。近年伤寒论的有关研究认为，原有的经文经过朝代的更迭和人为的转抄出现的误写）。此本柴胡汤证，下之以不得利，今反利者，知医以丸药下之，此非其治也。潮热者，实也，先宜小柴胡汤以解外，后以柴胡加芒硝汤主之。"又"不大便五六日，舌上燥而渴，日晡所小有潮热，从心下至少腹硬满而痛不可近者，大陷胸汤主之"。

患者发热，自述胸胁苦满，郁郁心烦，心下痞硬，恶心，食欲差，大便数日未下，舌红，苔白厚偏燥，脉滑数，符合阳明、少阳主证。邪居少阳不解并内传阳明致腑气不通，腑气不通则邪气难却，六腑者传化物而不藏，如腑气不通，则水谷不化，糟粕难下，故用柴胡、承气两方化裁。芒硝软坚散结，助大黄泻下攻积，因而能使肿大的胰头脱水消肿，缓解十二指肠大乳头部位压迫，畅通腑道，亦使胆道内容物豁然而下，从而症状得以明显减轻。

（三）小承气汤

小承气汤治疗的是较调胃承气重而较大承气轻的阳明热结证。

1. 方义

小承气汤由大黄（酒洗）、炙厚朴、炙枳实组成。大黄泻下热结，厚朴行气消满，枳实苦寒理气消痞。此方因为三药一起煎，无先后之分，故大黄泻下之力较大承气汤中较缓。厚朴、枳实两味行气药合用有助于推动大黄的泻下之功，导积滞下行，整方共奏清下热结、理气消满之功。

2.《伤寒论》条文论述及临床应用

小承气汤的应用范围较广，主要可以归纳为两种情况，其一，多应用于阳明病的治疗，如《伤寒论》第 208 条中提出："若腹大满不通者，可与小承气汤，微和胃气，勿令至大泄下。"此条文中的"腹大满"形容腹部胀大胀满的样子，"不通"指大便不下，提示肠中大便已成硬，糟粕初结，主要为痞、满而燥，没有实的表现，未到燥屎内结、腑气闭阻而需用大承气汤的程度，故用小承气汤缓下。整方用厚朴、枳实、大黄而不用芒硝，其泻下之力较大承气汤更弱更缓，提示小承气汤适用于大便成硬，腑气不顺畅，但未至痞、满、燥、实均俱之大承气汤证的程度，是和下之法。再如第 213 条所说："阳明病，其人多汗，以津液外出，胃中燥，大便必硬，硬则谵语，小承气汤主之。"此条体现出本方适用于阳明病里热炽盛，逼迫津液外出致汗出偏多，进而出现津液更加不足，导致胃肠燥而大便成硬的病证。其二，在《伤寒论》第二十二篇辨发汗吐下后病脉证并治中提到"太阳病，若吐若下若发汗后，微烦，小便数，大便因硬者，与小承气汤和之愈"。此条文中大便成硬是因太阳病汗、吐、下后津液不足而胃肠燥热所致，微烦是因邪热扰神，小便频数是因燥热迫津液从小便渗出，这种情况下亦可用小承气汤治疗。

此外，小承气汤还可用于判定燥屎形成与否，《伤寒论》第 209 条云："若不大便六七日，恐有燥屎，欲知之法，少与小承气汤，汤入腹中，转矢气者，此有燥屎，乃可攻之；若不转矢气者，此但初头硬，后必溏，不可攻之，攻之，必胀满不能食也，欲饮水者，与水则哕。"此法用小承气汤试验性治疗来判定能否用大承气汤攻下，若服小承气汤后转气下趋，则可用大承气攻下燥屎；如未转矢气，则不可与之。如贸然使用大承气汤，恐泻下之力过强而伤脾胃阳气，进而影响脾胃腐熟运化水谷的功能，会出现腹胀食少等症，且饮水后阴寒之性会郁遏胃阳而见气逆欲哕。刘渡舟在《伤寒论诠解》中提到临床中有的患者不用药物即可见转矢气，认为凡大便不下，间有转矢气味极臭者，即为可下之证，此时虽未用小承气汤鉴别但亦可用大承气汤攻下。

3. 临床验案

小承气汤是临床中常用方剂，不仅用于大便已硬、腹满的阳明腑实证，还可用于其他以阳明热结为核心病机的病证，如蒲辅周先生曾用小承气汤治疗一流行性乙型脑炎的 28 岁男性。该患者曾服有清热解毒功效的中药，病势不减反增，体温高达 40.3 ℃，腹满微硬，无汗，烦躁不宁，有欲狂之势，下利纯青黑水，脉沉数有力。此为阳明热结旁流之征，但未至大实满，且其舌苔秽腻而色不老黄，故未用大承气而予小承气治之。说明脑炎治疗并非绝对禁用下法，辨证论治是关键，体现了同病异治的思想。除此之外，此方随证加减治疗阳明头痛（前额至眉棱骨疼痛）兼大便秘结不通，也有良好疗效。

（四）承气汤之桃核承气汤

桃核承气汤也是仲景所创之方，治疗太阳蓄血证。

1. 方义

桃核承气汤由调胃承气汤减芒硝之量，加桃仁、桂枝而成。本方中君药为大黄和桃仁。《本草经集注》中述大黄："味苦，寒、大寒、无毒。

主下瘀血，血闭，寒热，破癥瘕积聚。"大黄在此方中除了泄热，还有逐瘀破结之功效。清代医家黄元御在《长沙药解》中云桃仁"味甘、苦、辛，入足厥阴肝经。通经而行瘀涩，破血而化癥瘕。"桃仁配伍大黄，两药相合，泄热破瘀。芒硝与桂枝共为臣药。芒硝咸寒软坚破结，助大黄泄热。桂枝为辛温之品，在方中意不在解表，而在于通阳，气行则血行，血通则能防止血脉凝滞，既可助桃仁活血化瘀，又可在众寒凉药中起到一定的反佐作用，使硝、黄得桂枝则寒下不凉遏，桂枝得硝、黄则温通不助热。甘草和中、调和诸药为佐使药。整方配伍精妙，共奏破血泄热之功。

2.《伤寒论》条文论述及临床应用

《伤寒论》第 106 条云："太阳病不解，热结膀胱，其人如狂，血自下，下者愈。其外不解者，尚未可攻，当先解其外。外解已，但少腹急结者，乃可攻之，宜桃核承气汤。"此条论述的是太阳蓄血证的论治。所谓太阳蓄血证，是太阳表邪循经入里，邪热与血结于下焦血分，出现神志异常等症的病证。其中"膀胱"二字，不少学者认为并非真的指膀胱。近代著名医家曹颖甫在《经方实验录》中提到的"蓄血证之小便利也……凡膀胱热者，其小便必不利，甚或刺痛……然则以蓄血证言，膀胱实无热结。"小便利则知病不在膀胱，故"膀胱"二字以"下焦"理解更为妥当。心主血脉、主藏神，下焦瘀热互结，上扰于心，故可见"其人如狂"，出现心神不定、烦躁不宁等症，但尚未至狂乱的程度，此时如果瘀血自下，则可恢复，若瘀血不下而太阳表证尚未解者，应先解表邪，表证解后见"少腹急结"（指少腹拘急疼痛，按之更甚，是因气血运行不畅所致，此乃实证故痛而拒按），即可用桃核承气汤泄热逐瘀，太阳蓄血证可解。此方后的服法也十分讲究，"先食温服"，即是说此方最好饭前或空腹服药，因为病位在下焦，空腹服用可有助于药物直达病所，更好地起到泄热破血逐瘀的功效，适用于胃肠不虚之人；"当微利"指瘀热从大便出则病可愈。

3. 临床验案

前文已经讲述本方是治疗太阳蓄血证的专用方，且不少专家倾向于把太阳蓄血证认定为下焦蓄血证，那这里就有一个问题，这个证到底是现代医学的一个什么病？或者是见于某一个病的哪一个发展阶段？对此至今鲜有文献报道，很难在现实的临床实践中找到令人满意的答案。以我的临床经验，最直接简单的办法就是循"证"找病，只要见到"少腹急结、其人发狂"的表现，或但见"少腹急结"并无"其人发狂"，就可以用桃核承气汤进行治疗，也不必拘泥于下焦蓄血或太阳蓄血。

曾治疗一患者：赵某，男，40岁，1993年9月7日，因转移性右下腹痛5天来院就诊。起初的前三天胃脘部疼痛，村级诊所按胃炎给予抑制胃酸、止痛药，效果不著，后渐转移至右下腹疼痛，大便3日未行。查体：体温38.3 ℃，微恶风寒，神志清，痛苦表情，腹部触诊右侧少腹部触痛、拒按，可触及一4 cm×5 cm包块，质地略硬，压痛明显，局部腹肌紧张，无反跳痛。舌暗红，苔黄腻，脉弦滑数。血常规提示白细胞$12×10^9$/L，中性粒细胞$10×10^9$/L，腹部B超提示阑尾脓肿。初步诊断：急性阑尾炎。收住院治疗，给予青霉素静脉滴注，并加用中药治疗。辨证为下焦瘀热互结，即下焦蓄血证，给予桃仁15克、大黄15克、芒硝12克、桂枝12克、白芍12克、蒲公英30克、甘草6克，水煎服，每日1剂。

二诊：服上方3剂，大便即下，且连续三天大便时夹有脓血混杂，脓多血少，血色暗红，腹部触诊包块消失，压痛明显缓解，腹肌紧张消失，舌红，苔薄黄略腻，脉已无弦滑之象，体温已经恢复正常。从治疗效果来看瘀热已去，正气渐复。处方：桃仁12克、大黄10克、芒硝10克、蒲公英30克、薏苡仁30克、陈皮12克、党参30克、甘草6克，继服3剂。

三诊：服上方3剂后大便虽溏薄，已无脓血便，右侧少腹部已无压痛，舌质偏淡，苔白略腻，脉弦细弱。血象恢复正常。考虑数日应用苦寒之抗生素,加之通腑之中药,损伤人体阳气,故在停用抗生素的基础上,加用益气温阳的中药调理善后。处方:乌药15克、小茴香30克、制附子10克、炒白术30克、炒薏苡仁30克、党参30克、煨肉豆蔻15克、甘草6克。服药5剂诸症悉除而愈。

三、三承气汤之后世加减方

后世医家在临床中常用仲景所创立的承气汤及其加减方,治疗了许多病证,如《温病条辨》中就有不少在对承气汤方义考究分析后创立的精妙方剂。《温病条辨》作者为清代著名医家吴鞠通,他创立的三焦辨证,为温病学说体系的建立做出了突出贡献,是继伤寒六经辨证之后又一新的辨证方法,为后世温病学说的发展和创新奠定了基础。

《温病条辨》卷二中焦篇第十七条云:"阳明温病,下之不通,其证有五:应下失下,正虚不能运药,不运药者死,新加黄龙汤主之。喘促不宁,痰涎壅滞,右寸实大,肺气不降者,宣白承气汤主之。左尺牢坚,小便赤痛,时烦渴甚,导赤承气汤主之。邪闭心包,神昏舌短,内窍不通,饮不解渴者,牛黄承气汤主之。津液不足,无水舟停者,间服增液,再下者,增液承气汤主之。"从此条论述可以看出吴鞠通在温病临证的基础上,针对不同的临床表现对承气汤进行灵活化裁的医术功底。

(一)新加黄龙汤

第一证为新加黄龙汤证,此证因阳明热邪致糟粕内结,且热邪耗气伤津而致气阴两伤,为虚实夹杂之证,若但攻下恐伤正气,欲扶正恐邪气愈盛,故此时唯有攻补兼施方能扶其正、祛其邪。新加黄龙汤由调胃承气汤合增液汤加人参、当归等补益药组成,整方起到益气养阴、泄热通便的功效,既可扶正补虚,又可泄热通便以攻邪,为攻补兼施之剂。吴鞠通在其方论中提到,旧方用大承气加人参、生地、当归,因正气久耗,阴阳俱虚(尤其是阴液消亡),而枳实、厚朴伤气耗液,故改用调胃承气汤加减。

（二）宣白承气汤

"肺气不降，而里证又实者，必喘促寸实"即是对宣白承气汤方的病机分析。宣白承气汤中的"白"是五色中对应肺脏的颜色，"宣白"指宣通肺气，"承气"指承顺腑气，故可知本方适用于阳明腑气不通兼有肺气不降之证。处方：生大黄 10 ～ 20 克、生石膏 30 ～ 90 克、苦杏仁 10 ～ 12 克、瓜蒌皮 30 ～ 40 克。这是我平时临床的用量。生石膏清泄肺胃之热，杏仁宣肺定喘降肺气，二药合用可恢复肺气的宣发肃降；生大黄攻下腑实、泄热通便，瓜蒌皮清热化痰兼有宽胸理气。诸药合用，使腑气得顺，肺气得降，肺热得清，喘促痰涎可止。宣白承气汤是在白虎、承气二方的基础上加减而成，是上下合治之剂。现代医家董建华曾治一西医诊断为大叶性肺炎的患者。患者为中年男性，发热，体温最高可达 39.3 ℃，恶寒无汗，咳嗽伴有胸痛，恶心呕吐，腹痛，大便不通，舌红，苔黄腻，脉滑数。此因温热之邪伤肺，肺气不降，因肺与大肠相表里，故导致腑气不通，此处用宣白承气汤加味以宣上通下，祛除热邪，服药两剂体温即恢复正常，诸症明显缓解；再服 4 剂，症状完全消失，复查胸片提示炎症吸收。在临床治疗中，首先要保证辨证准确，在此基础上应用经方加减治疗相应病证，疗效极佳。

（三）导赤承气汤

导赤承气汤适用于胃肠腑气不通且小肠热盛的阳明病证，因小肠热盛，则见小便赤痛。此方由赤芍、生地、生大黄、黄连、黄柏、芒硝组成。方中大黄、芒硝攻下热结；黄连、黄柏苦寒清泄，两药相合，可清三焦之热；生地滋阴凉血清热，赤芍活血凉血，利尿止痛（《神农本草经》中云赤芍"止痛，利小便"，叶天士在《本草经解》中云赤芍："赤者入心与小肠，心主血，小肠主变化，所以行而不留，主破血也"），两者配伍，共奏清热滋阴之功。整方通腑泄热，滋阴活血。导赤承气汤也是临床中的常用方剂，在《温病学方论与临床》中载一病案：一中年女性因盛夏田间劳作而中暑，见发热、汗出、烦渴等症，服白虎汤清热后发热减轻，后出现尿短赤涩痛、口舌生疮、腹胀便秘等症，可知邪热结于大小肠，服导赤承气汤原方两剂则愈。此案例正如吴鞠通所云："导赤去淡通之阳药，加连、柏之苦通火腑，大黄、芒硝承胃气而通大肠，此二肠同治法也。"

（四）牛黄承气汤

若阳明病见"邪闭心包，神昏舌短，内窍不通，饮不解渴"等症，可知较安宫牛黄丸证更甚，且阳明腑实证很重，为危重症候。若只攻阳明或只开窍醒神，易顾此失彼或本末倒置，终不能照顾两全，需在攻下泄热保津液的同时清心开窍，故用牛黄承气汤解之。方中既有安宫牛黄丸清心解毒，豁痰开窍，开手少阴之热闭，又有大黄攻下，泄阳明腑热，以咸寒保肾水、安心神，救足少阴之消亡。此方既攻阳明腑实又开窍醒神，实乃"两少阴合治法也"。

（五）增液承气汤

增液承气汤证系阳明热邪损耗津液之故。水少舟停，故该证可见大便干结不下。此时可先服增液汤，若仍不下者，与增液承气汤。增液承气汤由增液汤衍变而来。在《温病条辨》中焦篇第11条就提到增液汤："阳明温病，无上焦证，数日不大便，当下之，若其人阴素虚，不可行承气者，增液汤主之。"增液汤由玄参、麦冬、生地组成。玄参味苦咸微寒，养阴润燥，壮水制火，以肾水滋肠燥（《神农本草经》说玄参"主腹中寒热积聚"），故在此方中玄参也可解热结。麦冬甘寒之品，增液生津润燥，为补、润、通之品。生地甘苦寒，清热养阴生津，吴鞠通述其"补而不腻，兼能走络也。"此三药相合，共奏增液润燥之功。此方虽为通便之剂但并非攻下，而旨在增液润燥以通大便。增液汤在其基础上加大黄、芒硝以泄热通便、润燥软坚，整方有滋阴清热、增液通便的功效，此方以"增水行舟"为核心。所谓"增水行舟"，即通过生津润肠以通大便，以生津之药增益津液，使热结燥屎得以自下，以"水涨则船行"之理而得名。临床中应用增液承气汤治疗便秘常可取得令人意想不到的疗效。

我曾经治疗一位患者，女性，72岁，因急性前壁心肌梗死紧急入住ICU，经冠脉造影提示心脏冠状动脉前降支梗死，后放入支架一枚，冠脉再通而出院。出院后大便经常性的秘结难解，或3日一行，或5日一行，或7日一行，自服"乳果糖口服液"，一次10毫升，一日3次，大便暂时得通，但停药后疗效不能持久，复秘如故，且伴有乏力、心慌、活动后气喘。因患者喜用中药治病，遂邀余会诊，其舌红少苔，舌面干而不润，咳而欲饮，饮不解渴，脉两尺细软，余脉弦细滑。综合脉症属心肾气阴两虚，无水舟停，遂用增液承气汤化裁：生地30克、麦冬50克、玄参30克、人参10克、黄芪40克、大黄12克、芒硝20克（后下微沸），服药3剂显效，服药10剂病愈。

本例老年女性，心肾同属少阴，又肾主二便，气虚不能助肠传导，阴虚不能载舟前行，所以处方用增液承气汤加黄芪、人参攻补兼施。

总之，承气汤虽然已经跨越二千余年的时空，但临床医生在解决常见问题和疑难杂症的时候，其仍然不失为一种重要的手段和方法，并且随着实践的不断深入，它的适用范围会越来越广，越来越展现出强大的生命力。

第四章　谈谈胸痹方

谈到胸痹，我硕士研究生和博士研究生读的专业都是心血管专业，跟师"全国名中医专家"丁书文教授。导师的言传身教对我今后的行医生涯起着关键性的指导作用，也使我的学业大受裨益。博士毕业以后，虽然从事了肝病专业，且在传染病的防治领域有了一定成绩，但是从未敢忘记心系疾病的防治研究，也经常有一些亲朋好友罹患心脏疾病前来就医开具中医方，均疗效甚好，故也用心积累了一些心脏疾病的典型案例和救治经验。

虽然现代中医专业的设置效仿西医已经到了比较详细的程度，这里有它的优点，那就是术业有专攻；但也有不利的一面，那就是限制了中医医生的专业宽度，长此以往会使眼界越来越窄。纵观古今，中医大家无一不是内外妇儿均治，只不过存在中医流派的区别罢了。今天咱们要谈的"胸痹"诸方，就是"温阳派"的典型体现。

一、胸痹的定义及脉候病机

谈胸痹首先要明确它的概念。胸痹是一个证候的概念，是对病位和病机的概括，是阴寒内盛，损伤阳气，阳气衰弱，血脉失于温煦，进而引起脉道闭塞不通，出现以胸痛掣背，背痛掣胸为主要临床特点的一类疾病。其次要看它的临床表现和方证，《金匮要略》本病的开篇就说："夫脉当取太过不及，阳微阴弦，即胸痹而痛，所以然者，责其极虚也。今阳虚知在上焦，所以胸痹心痛者，以其阴弦故也。"关于这段话的注解，我认为《医宗金鉴》解读得恰如其分:"脉太过则病,不及亦病,故脉当取太过不及而候病也。阳微,寸口脉微也,阳得阴脉为阳不及,上焦阳虚也;阴弦,尺中脉弦也,阴得阴脉为阴太过,下焦阴实也。凡阴实之邪,皆得以上乘阳虚之胸,所以病胸痹心痛。胸痹之病轻者即令人胸满,重者即令人胸痛也。"

二、治疗胸痹的类方

治疗胸痹的类方最常用的是瓜蒌薤白白酒汤、瓜蒌薤白半夏汤、枳实薤白桂枝汤、人参汤、薏苡附子散、乌头赤石脂丸。按照上述胸痹的概念对照临床相关病种,首推冠状动脉硬化性心脏病之心肌缺血、心肌梗死,其次为心肌炎、心包炎、心包积液、胸膜炎等。

但无论哪种疾病只要符合胸中阳虚、阴乘阳位的病机,就可以择方应用。这里面又有虚证、实证、虚实夹杂证之分,张仲景及其他的古代医家们也是经过大量的临床实践,根据轻症、重症、极重症的不同情况,创立了不同的方剂。

(一)瓜蒌薤白白酒汤

"胸痹之为病,喘息咳唾,胸背痛,短气,寸口脉,沉而迟,关上小紧数,瓜蒌薤白白酒汤主之。"我认为其病机是心气虚,心阳虚,阴寒内盛。其根本的原因是心脏血管有堵塞,但堵的程度不重,如果做心脏造影的话,血管的狭窄大约在50%左右,平时可能没有什么症状,一旦遇到情绪波动、寒冷刺激、过量运动或诱发心脏血管痉挛就易出现憋喘、短气,进而引发胸痛或牵掣后背。面对这种情况就要选择瓜蒌薤白白酒汤,用瓜蒌豁痰下气,宽胸理气;薤白通阳散寒;白酒温通经络,载药上行。此方中用的白酒一般是以大米为原料制作而成,在汉代又称作清酒,酒精度数大约15度。不像现在的白酒一般在50度左右。白酒入药的话只取它的走窜之性,没必要用太高的度数。

瓜蒌实一枚，这一枚到底有多少克？据实地考证，一般个头小的25克左右，中等个头大约50克左右，个头大者80克左右。因此临床处方时应该用50克作为参考剂量，但也要考虑患者的体质，如果平时有脾胃虚寒就需要减量，避免伤及脾胃阳气而致大便溏薄。薤白用半斤，按照汉代的用量应该是110克左右，我在临床一般用30克。一般鲜者为佳，但现在都是干者入药，因为鲜者不好保存。记得我少年时期，在田野、林地、水渠边都能看到薤白，而今却很少见到了。目前的药材薤白大多都是人工栽培。其初尝有点辣，嚼后有点甜，可以食用。因此我认为像这类药，量多点少点没有什么大碍。故薤白可用到60克以上，更重者可大胆一点用到90克，因为它要比附子安全得多。

再者是关于酒的用量。在方中是7升，查阅有关考证资料，汉代的容积每升约等于现今容积200毫升，那么总的用量就是1400毫升。最后煮取400毫升，以此来估算一下要在煎煮的过程中蒸发掉1000毫升水分，那至少煮开锅后需再煎煮25～30分钟，让酒与水充分发生"反应"，以更好地发挥酒的温通清扬、消阴散寒作用。这个作用的基础和前提就是由于酒的作用使得药物有效成分的溶出度比单纯的水煮要高得多。日常针对心血管病患者相对较轻的病例可以原方应用，但通常来讲瓜蒌实要换成瓜蒌皮比较好，因为瓜蒌皮在很大程度上规避了它的寒凉之性，不至于使本来的心阳虚或胸阳不振更加的雪上加霜，且防大便溏薄，使病难愈。

对于较为复杂的病例就要加减，因为时代不同，现在发病的诱因或成因较古代更为复杂，古方今病不相能也。

医案：王某，女，63岁，退休教师，冠心病史5年余，春夏病缓，秋冬加重，特别是秋冬季节寒流来临之际。于2017年11月6日由朋友介绍前来就诊。刻下症：胸部闷痛，痛甚有前胸紧贴后背感，短气，发则口唇发紫，手足发凉，两目微闭，静不多言，历时10分钟方可缓解，起初服用速效救心丸、复方丹参滴丸有效，但久之则效差。心电图提示心脏广泛前壁缺血改变，呈现 T 波倒置，S-T 段下移 3～5 毫米，窦性心动过缓。舌淡略暗紫，脉沉迟细弱尤以两尺为著。辨证心阳极亏，血脉失于温煦，脉管收引，血脉痹阻不通，治当温通心阳，开闭散寒。因肾为先天之本，内寄元阴元阳，所以温心阳必须温肾阳，心肾同治。处方：瓜蒌皮 30 克、薤白 60 克、黄酒 200 毫升、制附子 30 克、细辛 9 克、桂枝 15 克、白芍 15 克、生姜 12 克、大枣 6 枚，7 剂。1 剂见效，7 剂而愈，之后隔日一剂，半年内未再复发，复查心电图较前明显改善。

（二）瓜蒌薤白半夏汤

瓜蒌薤白半夏汤是在瓜蒌薤白白酒汤的基础上加半夏而成，它的原文是："胸痹，不得卧，心痛彻背者，瓜蒌薤白半夏汤主之。"其方药的用量：瓜蒌实一枚，约 50 克，捣（有了这个捣字，我认为仲景时代及之前的古人用药应该是用鲜的或刚采摘不久的），薤白三两，约 42 克，半夏半斤，约 70 克，白酒一斗，约 2000 毫升。该方较瓜蒌薤白白酒汤多了一味半夏，且半夏用量达 70 克。以方测证的话，应该是在胸阳不振、阴寒困阻的基础上又酿生了痰浊，且痰浊较甚，其舌象应该是舌质淡或淡紫暗，边有齿痕，舌苔白腻或白厚腻等，不然的话半夏也就不会用这个剂量了；薤白较上方减了五两，为什么减还真的不好解释，按说临床表现为"心痛彻背"，就应该较上条"胸背痛"为重，就是不减量也在情理之中。那只有一个解释：加了辛温祛痰、温化寒痰的半夏，白酒在原来的基础上又增了 3 升（古代计量单位），为了勿使方中温热之性太过而减量。实际临床中要根据病情变化随证加减。《医宗金鉴》："上条胸痹胸背痛，尚能卧，以痛微而气不逆也。此条心痛彻背不得卧，是痛甚而气上逆也，故仍用前方，大加半夏以降逆也。"

医案：张某某，男，60 岁，发作性心前区闷痛 2 月余，伴有头沉、头晕、乏力，纳食一般，大便黏滞不爽。高血压病史15年，曾在某三甲综合医院就诊，经过一系列心内科的检查，确诊为"冠心病"。近日心前区憋闷感加重伴有针刺样疼痛，每当劳累或生气时则胸闷窒塞感明显，且疼痛牵掣后背，每当发作时服用硝酸甘油方可缓解，听朋友介绍前来诊治。其形体中等肥胖，面唇紫暗，触其手足发凉，平素喜食肥腻之物，测其血压165/99 mmHg。舌体胖大，舌苔白腻，舌尖有瘀点，脉沉迟细弱。患者辨证为痰湿体质，痰瘀阻络，心血失畅，心体失养，久则损伤心阳，虚寒内生。治当温通心阳，降逆散结，活血通络。处方：瓜蒌皮30克、薤白40克、姜半夏30克、桃仁12克、川芎20克、川厚朴15克、天麻15克、钩藤60克（后下）、黄酒1000毫升，加水浸泡40分钟再煎煮。取三次煎，每煎300毫升，连服6剂，病情获愈。后又改为免煎颗粒冲服，隔日一剂，连服三个月，心痛未再发作，血压稳定，并嘱其调情志，息妄想，戒烟酒，勿高脂饮食。

（三）枳实薤白桂枝汤

这个方子具有通阳散结、祛痰下气的功效。《金匮要略》经文有云："胸痹，心中痞气，气结在胸，胸满，胁下逆抢心，枳实薤白桂枝汤主之，人参汤亦主之。"翻译成今天的白话：表现为胸满而痛，甚或胸痛彻背，喘息咳唾，短气，气从胁下向上抢（顶）心，舌苔白腻，脉沉弦或紧。《医宗金鉴》："心中，即心下也。胸痹病，心下痞气，闷而不通者虚也。若不在心下而气结在胸，胸满连胁下，气逆撞心者实也。实者用枳实薤白桂枝汤主之，倍用枳、朴者，是以破气降逆为主也。"由此可知痛有补法，塞因塞用之义也。

胸痹分虚实，张仲景已有言明，并推荐了两个方剂，一个泻实的，一个补虚的；清代吴谦临证发微在后，为其鉴别诊断提供了方法学指导。这对我们后人的临证具有重要的指导意义。

很多学过中医的人都知道这个方剂是治疗冠心病的，但将中医胸痹与冠心病画等号，这个观点是不对的，因为中医胸痹的范围应比"冠心病"的概念大一些，只能说在临床上冠心病应用这个方治疗的概率大一点罢了。

既然是治疗冠心病的机会多一点，那么在什么样的情况下应用最好呢？先看该方的药物组成：枳实四枚（27克），厚朴四两(56克) 薤白半斤(70克)，桂枝一两(14克)，瓜蒌一枚，捣(30克)。这里面枳实、厚朴是破气、下气的，再配以瓜蒌宽胸理气，以方测证应该有"气滞胸中"的情况。引起气滞的原因很多，在这里是寒凝，是由阳气不足、虚寒之气上逆所致，所以选桂枝来温通阳气，散寒。桂枝是辛温的，除寒气，通血脉，温通阳气，配薤白其温阳散寒的力量则更强。薤白辛苦温而滑窍，《名医别录》载其能"温中散结气"，在这里有助于宣通阳气，开窍除痰。辛温的薤白和甘寒的瓜蒌寒温相配，使药性平和。薤白所治的是阳气虚产生的寒，是上焦寒、胸中寒，再联系《金匮要略》中方后的两个附方来看，方中均有瓜蒌和薤白，在加减方面或者用白酒，或者用半夏，或者用桂枝，就说明它本身所治是寒痰，苔是白的。

从发病机制而言，枳实薤白桂枝汤主要针对实、逆、痰，而归根结底是阳气虚。痰是因为阳气不足，不能正常温化、运化，而致液聚成痰；痰阻气机使胸中阳气更是不得伸展，寒气就容易乘虚上逆。这样阳虚、气滞、痰阻就搅在一起了。所以非桂枝、薤白不能温其阳，散其寒，非枳实、厚朴、瓜蒌不能散其结，豁其痰。

因此在诊疗疾病时我们不仅要注重临床症状，还要注重望舌，因为舌最能反映疾病的本质和虚实。该证从临床观察患者积累的临床资料所见有腻苔、厚腻苔、白苔、灰苔，甚至是黑苔，但是有一点，舌面是润的，舌体可以是胖的，舌质淡或淡中略暗紫，舌边可以有齿痕。

医案： 女性患者，56岁，发作性胸满而痛5年余，诊断"冠心病"

多年，平时常服冠心苏合丸、复方丹参滴丸尚能稳定病情。近日因天气转寒自觉胸满而痛，甚或胸痛彻背，背部有明显的凉感，严重时自觉前胸紧贴后胸，气从胁下向上冲顶（上抢心），喘息咳唾不能平卧，短气，舌淡胖，边有齿痕，舌苔白腻，脉沉紧。再用上药缓解不著来诊。心电图提示胸前导联 V1—V5 均有 S–T 段下移，T 波低平。纵观诸症属中医胸痹，治当通阳散结，祛痰下气。

处方： 枳实 12 克、 厚朴 20 克、 薤白 30 克、 桂枝 12 克、 瓜蒌皮 30 克、生姜 10 克、清半夏 12 克、苏梗 15 克，5 剂，水煎服，每日 1 剂。

二诊： 自述服上方后，觉胸中较前略感舒畅，胸痛缓解，但后背寒凉感仍然存在。此为胸中阳气亏虚较重，阴寒上乘阳位，遂上方加制附子 12 克加强温阳散寒之力，再取 5 剂，水煎服，每日 1 剂。

服上方后诸症明显缓解，喘息咳唾不能平卧、短气亦明显减轻，舌质转红润，舌苔渐退，脉沉紧改善，二便通畅。嘱其将上方做成水丸调理善后，并戒劳累，勿躁怒，精神恬淡。

在本方中我用了瓜蒌皮未用全瓜蒌，降低了瓜蒌的寒凉，加生姜、苏梗增加宽胸理气、发散寒气的力量。此外，薤白以生者为宜，其散结通阳的力量更强。

第五章　谈谈柴胡汤

　　一提起柴胡汤，最让人耳熟能详的就是小柴胡汤、大柴胡汤。随着临床岁月的延伸和实践经验的积累，这两个经典方已经镌刻在我的脑海里。我临床运用此方受李克绍先生的《伤寒解惑论》和刘渡舟先生的《伤寒论十四讲》影响较深。在这里我不揣冒昧也谈一谈对柴胡类方剂的一点见解和体会。

　　张仲景的《伤寒杂病论》中记载的柴胡类方剂有 6 个，分别是小柴胡汤、大柴胡汤、柴胡加芒硝汤、柴胡桂枝汤、柴胡桂枝干姜汤、柴胡加龙骨牡蛎汤。这些方都是在小柴胡证的基础上随证化裁出来的，也从侧面揭示了临床证候变化的多样性和中医诊疗疾病的灵活性，下面让我慢慢道来。

一、小柴胡汤

　　凡学过伤寒论的都知道小柴胡汤是治疗少阳病的，在了解这个病之前首先要明确什么是少阳，李克绍先生对其讲得比较通俗易懂而又言简意赅：阳气散布于体表以卫外，叫作太阳；盛于中焦以腐熟水谷，叫作阳明；充斥于表里之间，流布于三焦上下，升发活动，对人体起着温煦长养的作用，便叫少阳。少阳不亢不烈，又称为少火。李老在这里既讲了少阳所处的部位，又说了它的功能活动。一旦某种原因打破了这种平衡，阻抑了少阳经气的运行，就会出现"郁"和"结"的病理状态。

　　少阳经气被郁，郁则易于化火，火性炎上，波及口咽诸窍，就会产生口苦、咽干、目眩的症状，如果郁得久了就会结于局部，因而出现胁下苦满或痞硬的症状，这与少阳的经络行走于胁肋有关系。

（一）少阳病分类及治疗三禁

少阳病又分为少阳中风和少阳伤寒，均是由于风寒外袭太阳经脉，后疏于治疗传经入里所致。少阳中风的临床特点是在口苦、咽干、目眩的基础上兼有耳鸣如蝉、目赤、胸中烦满，这种情况比较少见；少阳伤寒则是在口苦、咽干、目眩（主要表现为头晕，昏蒙而不清爽）的基础上出现头痛、发热、脉弦细，这种是临床上最常见的。少阳伤寒头痛不兼有太阳伤寒的项背强几几，其发热也不像太阳病那样有明显的恶寒，而是以"寒热往来"的形式出现。所谓寒热往来，有的医家说寒来热往、热来寒往或寒热交替出现，在我所经历的少阳病患者中多见先恶寒后发热，热势不高，常常在37.3 ℃～38 ℃之间，发作的时间通常在下午3点到5点。这个时辰是少阳之火最旺的时候，正邪抗争，邪气进而入阴则恶寒，正气胜邪出于阳则发热，且每天到这个时辰则重复这种现象。在脉象上则表现为脉弦细，不似太阳之浮，亦不似阳明之大。这是后世医家的解读，我在实际临床上发现，脉在弦细的基础上还有点数。

由于邪结于胁下，少阳之气被郁，肝胆之气不能条达，三焦之通道被阻，从而出现胸中烦满，默默不欲饮食。针对这些症状的治疗，伤寒论中明确规定有三禁：一是禁汗，因为脉象弦而不浮说明病不在表，若用麻桂等辛烈之药就会伤津耗液，化燥伤阴；二是禁吐，虽胸中烦满却不是痰、食等有形实邪积滞上脘，属于无形之邪，如用吐下恐伤正气，易使邪乘虚入里，变生他证；三是禁下，少阳的病位不属阳明里热实证，若误用下法恐伤及胸阳，导致心阳亏虚从而出现心悸、惊恐等变证。所以为治疗出现的上述症状，张仲景创小柴胡汤来进行和解。

（二）小柴胡汤的方解及加减应用

小柴胡汤的药物组成共有7味，分别是柴胡半斤，黄芩、人参、炙甘草、生姜各三两，半夏半升，大枣12枚（擘）。方中柴胡解少阳之热兼疏少阳之郁，黄芩苦寒助柴胡清解少阳之腑热，一疏一清相辅相成；半夏、生姜都属辛温之品，具外疏风寒、内消痰饮之功，且能和胃止呕；人参、甘草、大枣属甘温之品，扶正祛邪，以解少阳之邪传里之虑，有"先安未受邪之地"的先见之明。本方寒热并用，清补兼施，辛升、苦降、甘缓熔于一炉，虽治肝胆，又兼顾脾胃；既清解邪热，又培补正气。

如果上升到柴胡剂的加减应用，仲景之法更是妙笔生辉，独具匠心，我在这里载录如下："若胸中烦而不呕者，去半夏、人参，加瓜蒌实一枚；若渴，去半夏，加人参，合前成四两半，瓜蒌根四两；若腹中痛者，去黄芩，加芍药三两；若胁下痞硬，去大枣，加牡蛎四两；若心下悸，小便不利者，去黄芩，加茯苓四两；若不渴，外有微热者，去人参，加桂枝三两，温覆取微汗愈；若咳者，去人参、大枣、生姜，加五味子半升，干姜二两。"如果上述加减应用能悉数融会贯通，则取效甚广。

（三）小柴胡汤的煎服法及柴胡选择

关于小柴胡汤的煎服法："上七味，以水一斗二升，煮取六升，去滓，再煎取三升，温服一升，日三服。"方剂之所以有效除了方药之组成、剂量之大小起着决定性作用外，其煎服法亦是很重要的一个环节。关于文中再煎的意义，清代名医徐洄溪先生曾说："去渣再煎者，此乃和解之剂，再煎则药性合和，能使经气相融，不复往来出入，古圣不但用药之妙，其煎法俱有精义。"

另关于方中柴胡之选用，亦是非常考究，绝非吾辈平时应用的柴胡根。柴胡根有下降、下行之功，而解郁、升发之效不足，故古方所用之柴胡非此等药材。清代医家唐容川称仲景所用柴胡，是今四川产的，一茎直上，中通有白瓤，不是别省红软银白等柴胡，并认为别省各柴胡性烈，非少阳之性，用之伤人，比羌独活更烈，绝不可用。因此，我们读古人之书，要带着问题读，要善于追根溯源，如此方能取得真经。

二、大柴胡汤

首先看大柴胡汤的药物组成：柴胡半斤（70克），黄芩三两（42克），半夏半升（60克），芍药三两（42克），枳实4枚（24克），生姜五两（70克），大枣十二枚，大黄二两（28克）。此即小柴胡汤去人参、甘草，加枳实、芍药、大黄组成。因为郁热内陷阳明（胃肠），所以去人参、甘草等补益之品，又加枳实、芍药、大黄荡涤邪热以解"心下急及郁郁微烦"（胃脘不适莫可名状，欲吐而又无物可吐，心烦较甚，内心沉默而不欲言语）。

大柴胡汤的创立肯定与仲景在临床上遇到的新情况有关，如少阳病因数次误下不解，致少阳郁热内陷，而出现阳明热结，但小柴胡证诸如寒热往来、默默不欲饮食等仍未解除，即所谓少阳阳明合病。正如经文所云："伤寒十余日，热结在里，复往来寒热者，与大柴胡汤。"

简而言之，临床上只要见到少阳证和阳明腑证同时存在的就用大柴胡汤。现代医学多将其用于急性胆囊炎、胆石症、急性阑尾炎等符合少阳阳明合病的证候，且甚效。

三、柴胡桂枝汤

柴胡桂枝汤是小柴胡汤和桂枝汤的合方，《伤寒论》第146条："伤寒六七日，发热微恶寒，支节烦疼，微呕，心下支结，外证未去者，柴胡桂枝汤主之。"我们在学习伤寒论时，要学会反证思维，也就是以方测证。既然柴胡桂枝汤是治疗太阳少阳合病，那一定具备少阳证和太阳表虚证的双重症状，临床具体表现因人而异：（1）发热恶风寒，四肢痠痛魔乱（支节烦疼），口苦，胃脘部撑胀感（心下支结），脉寸浮关弦；（2）发热、头痛，汗出，恶心、呕吐，全身乏力，每到下午3～5点加重，不欲饮食；（3）偏头痛、恶心、口苦、时常自汗，背部发凉，有时四肢末端发凉。以上这些都是我平时应用柴胡桂枝汤的适应证，只要是具备了少阳不和、营卫不和的特征就可以用。正所谓伤寒"有柴胡证，但见一证便是，不必悉具。"但这个"一证"不能滥用，要具体问题具体分析，切中柴胡桂枝汤证的病机才能获得预期的疗效。

四、柴胡加龙骨牡蛎汤

本方由小柴胡汤减甘草，加桂枝、茯苓、大黄、龙骨、牡蛎、铅丹组成。但铅丹是一种有毒矿物质，目前临床基本不用，偶尔用之也是入丸、散来用，多用于皮肤病的治疗，有报道用铅丹治疗银屑病有奇效。

本方所治：伤寒八九日（已传经少阳，柴胡证仍在，误用下法），下之胸满（邪郁于心中，热结于心包，所以用柴胡、黄芩舒郁清热）烦惊（热扰心神用龙骨、牡蛎、铅丹，这里铅丹即黄丹），小便不利（茯苓、半夏利水而降逆），谵语（大黄攻陷胸中之邪热），一身尽重，不能转侧者，柴胡加龙骨牡蛎汤主之。一身尽重，不能转侧有寒湿、风湿、湿热困阻肌表，相搏于经络之分，有寒湿所致者用真武汤；风湿相搏所致者则伴有不呕不渴、脉浮虚而涩，桂枝附子汤主之；湿热所致并伴"火结"扰心，致心神不宁，胸满烦惊者，用柴胡加龙骨牡蛎汤主之。

我在临床应用该方治疗心肝火旺证，见心烦、失眠、口苦、口干、噩梦纷扰，舌红，苔白或薄黄，舌面欠润，脉弦滑数或弦细数。此外对于精神分裂症表现为失眠、躁扰不宁、语无伦次、大便干结者，用此方治疗往往能获效，改善症状。

五、柴胡桂枝干姜汤

本方是由柴胡半斤（70克），桂枝三两（42克），干姜、牡蛎、炙甘草各二两（28克），黄芩三两（42克），栝蒌根四两（56克）组成。

按照原有的煎服法以一斗二升的水煮取六升，再煎取三升，温服一升，日三次。该方倍柴胡加桂枝以主少阳之表；加牡蛎以软少阳之结；干姜佐桂枝以散往来之寒；黄芩佐柴胡以除往来之热并可制约干姜之辛热；诸药寒温相配还需甘草调和于一炉，才能胜任所治病症。

伤寒五六日，已发汗而复下之，（少阳病不应发汗，不应攻下，此一误再误），胸胁满，微结（牡蛎解微结），小便不利，渴（以上皆少阳证，渴用栝蒌）而不呕（去半夏、生姜），但头汗出（阳气上逆用牡蛎），往来寒热（用柴芩），心下烦者（黄芩、牡蛎），此为未解也，柴胡桂枝干姜汤主之。

我在临床上治疗慢性乙型肝炎，症见胁下胀满疼痛、纳差、大便溏薄、喜热恶凉、经年不愈、口干苔不腻者可用原方，如兼见舌质淡，苔白腻可加茯苓、炒白术、苍术。

六、柴胡加芒硝汤

首先咱们先复习一下原文是怎么说的："伤寒十三日不解，胸胁满而呕，日晡所发潮热，已而微利。此本柴胡证，下之已不得利，今反利者，知医以丸药下之，此非其治也。潮热者，实也，先宜服小柴胡汤以解外，后以柴胡加芒硝汤主之。"

按《黄帝内经·素问》热论篇第三十一所描述的，先感邪传经需要6天，而后再逐经病衰共需12天，到了第13天病邪来复于太阳，当解不能解，再往里传，少阳与阳明并病，出现胸胁满而呕，日晡所发潮热，已而微利，如结合后面的"此本柴胡证，下之已不得利"，可知应该出现"大便硬"，只有"大便硬"方能用"下之"的方法。但为什么会出现已而微利，也就是大便稀的情况？这不符合阳明病的特点，于是就这一问题咨询了专攻伤寒的专家教授，他们认为：一是根据伤寒学界的研究，《伤寒杂病论》成书以后，历经后世诸多医家的传抄和矫正，不可避免地出现笔下误；二是下文有描述，"今反利者，知医以丸药下之，非其治也。"姜建国教授在《伤寒一得》中认为，此类丸药多为巴豆之类热性泻下之品，本来是个热病，巴豆非其治，故有微利。肠道虽通，但肠中热邪难去，因此，潮热依旧同前，故用柴胡加芒硝汤两经并治。

处方：柴胡二两十六铢，黄芩一两，人参一两，炙甘草一两，生姜一两，半夏二十铢，大枣四枚（擘），芒硝二两。此方要注意煎服法，用四升水煮取二升，去渣，内芒硝，更煮微沸，分温再服。这里面暗示芒硝无须久煎，也可用开水溶化后服。小柴胡汤的剂量较原方减少了三分之二，这就意味着少阳余邪虽在，但柴胡证不是太重，所以把治疗的重点放在了清泄肠道邪热上面。

我用此方治过一例，患者男性，78岁，自述胃脘热胀感一月余，伴有每晚躺倒后即泛吐酸苦水，服用抑酸药效果不著，且伴有大便5~8天一行，并非干硬，仅黏滞不爽，舌质暗红，苔薄微黄腻，脉沉细且指下涩滞不畅。某三甲医院诊为"胆汁反流性食管炎"。综合脉症辨为少阳不和，胆胃郁热，腑气不畅证，予柴胡加芒硝汤化裁：柴胡12克、黄芩12克、清半夏12克、人参10克、生姜9克、大枣4枚、焦神曲20克、大黄3克、芒硝12克、炙甘草6克。初诊5剂，每日1剂，水煎服，服毕大见成效。大便一日一行或两日一行，便爽，胃脘饱胀感顿消，遂在二诊时去大黄，芒硝改为10克，隔日1剂，继服7剂。随访2月未复发。

关于芒硝我在这里简单介绍一下，芒硝的主要成分是含有10个结晶水的硫酸钠，其制作方法是取天然芒硝，用热水溶解，过滤，放冷即析出结晶，统称为朴硝。朴硝含杂质较多，还需进一步加工。再取萝卜洗净切片，置锅内加水煮透后，放入朴硝共煮，至完全溶化，取出过滤或澄清后，取上清液，放冷待析出结晶，干燥后即为芒硝。其质地比较纯净（每朴硝100公斤，用萝卜10~20公斤），芒硝经风化后失去结晶水而成的白色粉末即为玄明粉。玄明粉可用作散剂，治疗口疮、目赤、疮疡。玄明粉的硫酸钠含量达到 40% 以上，相对于芒硝其纯度会更高一些，在临床上可以代替芒硝。

芒硝是一味好药，在临床上遇到一些棘手的病，比如肠梗阻、肠套叠、急性阑尾炎、胰腺炎（胰头水肿），用之得当则取效在转瞬之间，是其他的中药无法替代的，但是现在大多数的中医医生视大黄、芒硝为洪水猛兽，不敢放胆用之。其实这个药是很安全的，没有什么毒性，15 克到 30 克是比较安全的量，根据患者的体质状况及虚实夹杂，可从小剂量循序渐进，有效中病即止，不效可以把剂量提升到 40 ~ 50 克，即使泻得多一点也没关系，排空了也就停止了。

以上所讲是我个人的一点用药体会和经验，以飨同道。

第六章　谈谈神奇的"齐鲁元府一针"

本人家族内五代业医，除了应用中医中药治疗常见病、多发病和疑难杂症外，还掌握了另外一门"优势技术"：就是在中医的经络学说及现代医学的"神经递质"学说的基础上，创造性地发明了"齐鲁元府一针"。该针法采取"飞镖式进针法"，针刺后能最大限度地减轻局部疼痛。本人为增强治疗的效果，不断总结临床经验，去粗存精，去伪存真，有比较地改造和制作，并最终形成"钟摆式弹性运针法"。该法与原有的中医针灸疗法最大的区别是：只有一根针，进针速度快，留针时间短，针刺痛苦小，行针只有20秒，绝大多数患者拔针即见效。该法经临床验证无任何副作用和后遗症，完全颠覆了人们对传统疗法的惯性思维。

取穴位置：在头部的枕外隆突的上下左右选点"取穴"，主要涉及足太阳膀胱经、手少阳三焦经、足少阳胆经、手太阳小肠经、督脉的循行路线波及的区域。具体取穴位置见下图：

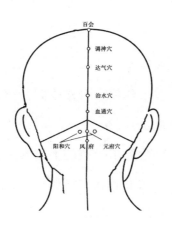

其中元府穴位于风府穴上 0.5 寸，该穴各旁开 0.5 寸为阳和穴。其他向上依次发现并命名的新穴位为血通穴（元府上 1 寸）、治水穴（血通上 1 寸）、达气穴（治水上 1.5 寸）、调神穴（达气上 1 寸）。这些穴位均为本人在临床实践中发现的新穴位。

功能定位： 平衡阴阳，调和营卫，交通任督二脉，畅行气血。

主要治疗病种范围：

帕金森病（早、中期）；

强直性脊椎炎、肩周炎（上肢活动受限，疼痛长期不愈）；

各种原因导致的头痛与偏头痛；

肝病导致的肝区胀痛或隐痛不适；

严重肝衰竭治愈后遗留的双下肢麻木、无力、两足着地如海绵；面肌痉挛、脑梗死或脑缺血导致的肢体活动不灵；

癫痫病（小发作，不包括有明确病因的如颅内严重感染、颅内肿瘤、颅内出血、非良性遗传等）；

外伤引起的半月板撕裂所致关节痛、活动受限；

外伤所致髋关节炎、膝关节炎并积液；

三叉神经痛；

足跟痛且足跟不敢着地；两膝关节以下至足踝胫骨前缘有明显的凉感；

布鲁氏菌病导致的膝关节炎、脊椎炎；

鼻咽癌放疗所致偏头胀痛；

骨质增生所致双膝关节疼痛，行走受限，严重时夜不成眠；

股骨头坏死（轻中度）；

颈椎骨质增生或椎间盘突出导致的上肢麻木、手指活动不灵；

腰椎椎间盘突出导致的下肢麻木疼痛；

肾功能渐退导致的肌酐、尿酸增高。

病例 1 膝骨增生二十载，一针痛除功能复

贾某某，女，77岁，系本人岳母，因患"冠状动脉硬化性心脏病，室上性心动过速"，出现心悸、胸闷，于2019年7月22日紧急入住当地医院心内科病房，给予心律平治疗，心率很快复律，病情稳定，病状解除。当时该院主管的主任专家告知形成室上性心动过速的主要原因是房室间隔存在一个异常通道，根治的方法是采取射频消融的介入疗法，并邀余前去会诊，后经过一系列综合评估，并与家人协商最终决定放弃消融治疗。

在会诊期间我想起了老人原有20余年膝关节骨质增生的病史，遂进一步了解病情：膝关节屈伸不利，在屈曲时只能与躯干形成30度的夹角，因而在行走时步态变形，且每天从早到晚不间断地疼痛，痛甚时难以入眠，数年来尝试应用针灸、按摩、拔罐、外敷膏药诸多疗法均不见效，还伴有颈椎间盘脱出，进而出现上肢压迫症状如麻木、疼痛、抬举无力等。经历了这么多年的病痛折磨，患者从内心而言也迫切希望自己的病情得到有效的治疗。征得老人同意给予实施"齐鲁元府一针"治疗，在枕外隆突的下方选取元府穴，应用"飞镖进针法"，采取"钟摆式弹性运针"，行针25秒，针尖入骨约1.5毫米，旋即拔针，拔针后给予局部消毒纱布按压3～5分钟，以针眼不渗血为度。

拔针后约5分钟，老人起身在房间内走了几步，奇迹出现了，顿感膝关节疼痛消失，直立行走仿佛没有任何障碍，颈椎的压迫症状亦随之解除。尽管下肢的屈曲角度没有太大的改善，还有多年的增生病灶不可能解除，但出现这种几乎颠覆我认知的变化是我始料未及的，有些不敢相信，可这实实在在地发生了，就连同室住院的病人看到这种疗效，亦不由得赞叹不已。

由于周一上班，下午 5 点我踏上了返程的高速列车，恍惚欲睡之时，我收到了妻子给我发来的视频：老人正大踏步地行走在人民医院的走廊里，非常地从容，俨然像 50 岁上下的中年人。这一幕一遍遍在我的脑海里播放，以至于到了夜间 12 点我才安静入睡。

后经随访，患者这种状态持续了 4 天后又回到原状，因种种原因未再进行治疗。

病例 2 两肩僵硬难上举，夜间痛甚难入眠

李某某，男，72 岁，农民，平日务农，从行走的步态和讲话的声音能测知其身体健硕，通过询问病史得知老人没有常见重大基础疾病。为什么要了解这些？因为我最初发明并使用这个针法时，规定 70 岁以上的不用，因为年老体弱者易突发疾病，影响治疗。

老人前来主要是治疗肩周炎，其两肩疼痛僵硬，像"铁饼"一样，两上肢不能上举，双手够不着洗脸，不能外展，不能拿重物，夜间痛甚难以入眠，虽经多方治疗难以取效，由人介绍前来针刺治疗。遂在头部相应部位定位针刺点，手持针柄以近乎垂直的角度快速进针至骨皮质，以钟摆式弹性加力行针 25 秒，在运针的过程中患者自觉有两团火苗迅速在两肩铺开，僵硬的两肩似冰雪融化而松解开来，痛处烟消云散。拔针后两上肢上举如常，外展似乎游刃自如，以手触及肩部也感觉变得柔软起来。这种现象仅靠现代医学的黏连理论难以解释。针后，10 分的病好了 8 分，后又间隔一周再补一针，目前完全治愈。

病例 3 半月板损伤膝骨痛，修复裂隙建奇功

曾某某，男，40 岁。一个周三的下午，我刚完成一天的工作，打算稍微放松一下身体，这时一位看上去 40 岁左右的男子一瘸一拐地进来，说是来看肝病。待仔细问明缘由方知是外伤造成的左下肢膝关节半月板撕裂，CT 提示 2 mm 的裂隙，膝关节疼痛影响行走，去其他医院就诊，

被告知需关节镜手术缝合治疗，缝一针需要5000元，住院要花费30000元左右，因其查出肝功异常，且乙肝病毒载量较高，接诊专家令其到我院就诊，先治肝病，待肝病愈后再行手术。

我了解病情后，其符合入院条件，遂收入住院。在住院的过程中一边治疗肝病一边行针刺颅骨治疗，只扎一次患者左膝关节疼痛就消失，功能改善，隔天一次共治疗3次，功能完全恢复，可以大步流星地走路了。为了促进伤口愈合，我提醒他不要活动太多。患者住院21天，最后出院时磁共振提示半月板裂隙较前有所修复。

病例4　双髋疼痛两年余，靠拄双拐方能行

刘某某，男，46岁，从事养羊业8年余，两年前感双髋关节疼痛，并未在意，未进行治疗，近半月来经常发热，以下午为重，服用解热镇痛药能够很快将体温降至正常，但次日体温仍达到39℃以上，伴汗出、全身肌肉酸痛、关节疼痛，怀疑"布鲁氏菌病"，遂来我院就诊。经检查布鲁氏凝集实验1：200，结合家中养羊史及临床表现确诊为布鲁氏菌病。患者由于髋关节疼痛难以忍受，特意制作了一个双拐辅助行走。

入院后完善各项检查，MRI提示"股骨头坏死（中度）"给予抗菌对症支持疗法，并征得患者同意予施"齐鲁元府一针"，在枕骨下缘的"元府穴"、枕骨上缘的"脑户穴"、骶骨正中间的"骶中穴"交替行针，针刺一次时疼痛即可减轻，针刺3次疼痛明显改善，已能脱离双拐，行走自如。前后共针刺治疗7次而获明显好转。

病例5　放疗导致头胀痛，元府一针病解除

张某某，男，53岁，因患鼻咽癌在某三甲医院行放疗治疗，一个疗程下来，左侧偏头胀痛，有昏蒙感，大便黏滞不爽，舌苔白腻，脉濡缓。辨证为痰湿上蒙清窍，瘀血阻络，遂用川芎茶调散合羌活胜湿汤化裁治疗。处方完毕后想联合"齐鲁元府一针"治疗，经与患者充分沟通，患

者同意。于是在患者头部取相应的针刺点进针强刺激后约 20 秒，患者突然间头脑神清气爽，豁然而愈。

鉴于湿邪仍存，建议继续服用中药 10 剂。后随诊患者未再复发。应用针刺之所以取得这么好的疗效，从中医的理论来讲肯定是具有行气消胀、活血通络的作用。

病例 6　膝骨梗死积液俱，元府一针皆能除

张某某，女，67 岁，因关节疼痛 3 个月，于 2020 年 7 月 30 日收入院。入院诊断：1. 布鲁氏菌病；2. 布鲁氏菌性关节炎。 既往有糖尿病史 10 余年，血糖控制不理想。右膝关节肿胀疼痛明显，以手轻触则痛剧，动则疼痛更甚，彻夜难眠。曾在两家大型三甲医院住院治疗 2 月余，病情无效反剧。且由于病痛折磨胃口不佳，食量锐减，体重较前下降 10 多公斤，无奈之下来我院就诊。

入院后予磁共振检查，提示：符合双侧股骨远端、右胫骨近端骨梗死表现，双膝关节内外侧半月板后角撕裂，双膝关节腔积液。右侧膝关节彩超提示：髌上囊积液并积气，右膝滑膜增生。治疗上除给予抗菌治疗外，给予"齐鲁元府一针"治疗。取穴枕外隆突正下方"元府穴"，强刺激 10 分钟，然后拔针，拔针即见效，再针剧痛减，三针后能下床走几步，关节肿胀基本消失，五针后能在走廊散步，十针后步行与常人无异。住院两周行磁共振检查，显示积液大量吸收，右股骨下端骨梗死并修复。患者住院半月顺利出院。

病例 7　膝肩疼痛三余载，元府一针见效快

某女，52 岁，患双膝关节炎并双侧肩周炎 3 年，双膝关节酸痛重着，CT 提示关节腔有少量积液，不分昼夜不间断疼痛，入眠困难，多方求医罔效。医生给予"雷公藤片，强的松片"治疗，患者需长期口服该药方能减轻疼痛。由于雷公藤对肝肾功能影响较大，该患者因长期服药面

色青灰无泽，这是药物中毒的外在反映。化验肝功，转氨酶明显升高。双肩关节亦酸痛重着，两上肢麻木疼痛，活动受限，颈部及两肩胛内侧皮紧不适，怕凉，纳差，乏力，舌淡，苔白腻，脉沉濡。给予"齐鲁元府一针"治疗，选定元府穴进针，行针20秒，拔针后患者所有的疼痛瞬间减轻大半，肩背部皮紧不适亦消失。

一周后续扎2次，患者疼痛完全消失，建议患者将"雷公藤、强的松片"循序减量服用，并给予中药葛根汤化裁解肌发表，调和营卫，建运中州。一周后再复诊，患者体力渐复，饮食睡眠恢复如常，诸症皆消。

病例8 太阳穴痛伴呕吐，灵骨一针寻元府

某女，38岁，患两侧太阳穴交替疼痛一年余，每次疼痛起始于右侧太阳穴，片刻再转移到左侧太阳穴，发则疼痛难忍，伴有头晕、恶心、呕吐，直至把胃内容物全部吐净方可缓解一点。疼痛与生气、劳累、月经来潮均有关系。本次发作尚未结束，头晕恶心仍在，头沉，头部颞侧血管有波动感，西医诊断为"血管神经性头痛"。征得患者同意，给予"齐鲁元府一针"治疗，针刺元府穴，20秒拔针。拔针后患者诸症解除，神清气爽。

病例9 足跟疼痛难着地，一针转瞬痛解除

某女，24岁，患右足跟疼痛1年余。患者一年来不明原因的足跟痛，不敢着地，着地则足跟疼痛难忍，跛行，来诊寻求"齐鲁元府一针"治疗。患者既往无其他重要可参考的有价值的病史。考虑到足少阴肾经的循行路线"起于小趾之下，斜走足心，出于然谷之下，循内踝之后，别入跟中……"又"足少阴之筋……并太阴之筋而上循阴股，结于阴器，循脊内挟膂，上至项，结于枕骨，与足太阳筋合。其病足下转筋，及所过而结者皆痛及转筋。"

"齐鲁元府一针"疗法没有治过此类疾病，只能临时验证，针取元

府穴，行针 20 秒，拔针痛除，效若桴鼓。随访半年未再复发。

病例 10　头痛痼疾 20 年，元府一针效神验

某女，57 岁，头痛 20 余年，每天持续性偏头痛，呈左右交替走串样，疼痛的轻重程度有差别，时而疼势悠悠，时而痛势急暴，每当受凉、生气、劳累时加重，常伴有头晕、恶心，颅脑 CT、MRI 均未发现占位性病变。患者早年生活在农村，过得并不顺畅，幸福指数不高，只能忍受病痛的折磨，待子女成年方才四处求医，辗转大江南北，遍尝辛甘苦味，均未奏效。也曾动过厌世轻生的念头，后闻及我有一神奇针术，遂驱车来诊。其面色萎黄，双眉紧蹙，一副痛苦貌，舌淡略紫，边有瘀斑，苔薄黄腻，左脉弦紧，右脉沉细弱。自述饮食、二便尚可。综合脉症属肝郁不畅，血虚不荣，久痛入络，气血不通。在元府穴消毒后快速进针，行针 20 秒，在即将拔针时患者自述头觉从未有过的轻松，拔针后问及 10 分的病减了几分，她说已减了 8 分，且有"耳聪目明"之感。翌日再扎一针，头痛全无。随访 2 月余未见复发，与其视频，面色红润，笑容可掬。

关于该患者的疗效机理："齐鲁元府一针"具有疏通经络、运行气血的作用。长期的疼痛是经络长久瘀滞导致，一般的针药只能扬汤止沸，不能釜底抽薪。又因该法针刺在颅骨上面，肾主骨生髓，髓生血，髓造血，因而能改善气血不荣的"贫血貌"。

病例 11　感冒风寒鼻流涕，项背痠痛强几几

患者刘某某，女，42 岁，在中西医病房内侍候生病的婆婆，因感受风寒致鼻流清涕，恶寒，头痛，项背肌肉发紧，背痛不舒。我去查房时看到其婆婆在给她揉搓肩背，问其缘由是患了风寒感冒。征得她的同意，给她用"齐鲁元府一针"治疗，选元府穴，消毒、进针，行针 20 秒，拔针后头痛、背部肌肉痠痛瞬间消失，第二天感冒症状全无。

这个案例证明齐鲁元府一针能够治疗风寒表实证。《黄帝内经·灵枢》

经络篇："膀胱足太阳之脉起于目内眦，上额交巅……其直者，从巅入络脑，还出别下项，循肩髆内，挟脊抵腰中，入循膂，络肾，属膀胱。"太阳经为人身之藩篱，具有防御外邪侵入的作用，当风寒之邪痹阻太阳经脉导致经气不得舒展，出现项背强几几的时候，针刺元府穴，能使太阳经气瞬间疏通，从而使邪气不得传经。

　　总之，我将"齐鲁元府一针"发展、推广到今天，已经积累了丰富的经验，同时对它的适应证、禁忌证也了然于胸。毫不夸张地说，我当医生近40年，从未像今天这么自信，曾经的许许多多疑难杂症经过针药并用而变得迎刃而解。相信在不远的将来，"齐鲁元府一针"必将造福更多的百姓。

附　录

布鲁氏菌病

布鲁氏菌病其历史可追溯到 130 多年前，最早发生于地中海的马耳他群岛，故又名地中海热或马耳他热。1886 年英国军医大卫·布鲁（David Bruce）最先发现致病菌，1979 年 WHO 将此病命名为布鲁氏菌病。

布鲁氏菌病是由布鲁氏菌引起的一种动物源性传染病，以长期发热，多汗，关节痛和慢性化为特征[1]。在我国该病主要流行于西北高原地区，如内蒙古、新疆、西藏等牧区。早在 20 世纪 80 年代末期我国的布鲁氏菌病疫情已经趋于缓和，但 2000 年以后，其再次强势走高[2]，近年来于各省均有发病。由于抗生素的广泛应用及细菌本身的变异，临床表现多不典型[3]，常因失治或误治导致病情迁延，劳动力下降，经济负担加重，对畜牧业和社会生产造成一定影响。

我对布鲁氏菌病的认识经历了一个漫长的时间过程。20 世纪 80 年代初期，初入医道的我仅仅是从书本上读到过这个名字，与其相关的内容没有详细的阅读过，认为这个病离我的工作和生活很遥远。另外就是我是一位中医医生，感觉这个传染病与我扯不上任何关系，可是命运往往就是多变。2003 年博士毕业后我进入济南市传染病医院工作，这一切都戏剧般地发生了改变。

2004 年 5 月 13 日该医院成立中西医结合科，主要治疗的病种就是肝病，其他的杂病（主要是季节性的各种传染病）是由医院专门指定的科室来承担。那时的布鲁氏菌病是非常罕见的，主要的发病地区在宁夏、内蒙古、新疆一带，其他的地区还没有流行这个病。但随着经济的开放，其他地区的广大农村养殖业逐渐发展了起来，养殖户为了提高羊种的生殖能力，不惜长途跋涉从新疆、内蒙古一带购买羊种，经过一代一代的繁殖，在给当地农民带来可观的经济效益的同时，也带来了布鲁氏菌病。

随着新发、突发传染病的增多，单独一个科室难以单独完成传染病的救治任务，特别是布鲁氏菌病发病由最初的几例发展到每年收治几十例、几百例，甚至近千例，病房床位的限制已经远远满足不了临床收治患者的需要，所以中西医结合科服从医院安排于2009年开始收治除肝病以外的传染病。也就是从这时开始，我和我的团队才有机会接触较多的布鲁菌病患者，并且开始着手对布鲁菌病进行深入而细致的研究，积累了大量的临床资料，同时也对布鲁菌病的流行状况和养殖户的工作状态做了更加深入地了解……

针对近年来我们中西医结合团队治疗的布鲁菌病患者，随机抽取了97例进行了梳理和回顾分析，兹将研究成果汇报如下，以飨读者。

一、对象与方法

（一）研究对象

2016年于济南市传染病医院就诊且确诊为布鲁氏菌病的患者。

（二）研究方法

收集患者流行病学史、临床表现、实验室检查、诊疗过程及转归资料，进行回顾性分析。

（三）诊断标准

根据《布鲁氏菌病诊疗指南（2012年版 试行）》，依据流行病学史、临床表现和试管凝集试验、血培养结果综合判断为确诊病例。

（四）统计分析

采用 SPSS22.0 软件进行统计分析。患者的年龄为计量资料且呈正态分布，以 $\overline{X} \pm S$ 表示；其余资料为计数资料，统计分析采用 X2 检验，P < 0.05 为差异有统计学意义。

二、结果分析

（一）流行特征分析

1. 地区分布

97例病例分布于山东省各个市（区）。济南市传染病医院收治的布鲁氏菌病患者主要分布在济南市、临沂市、菏泽市、泰安市。其中济南市33例，占随机抽取发病人数的34.02%，与本院地理位置有关。其次临沂市11例，占随机抽取发病人数的11.34%。菏泽市10例，占随机抽取发病人数的10.31%，泰安市10例，占随机抽取发病人数的10.31%，聊城市8例，济宁市、枣庄市各6例，滨州市、莱芜市各4例，潍坊市、烟台市各2例，青岛市1例。

2. 季节分布

2016年济南市传染病医院收治布鲁氏菌病患者，全年均有发病，以春夏季发病率最高。

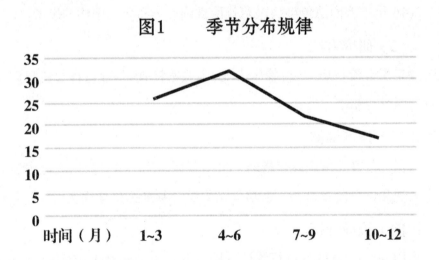

图1 季节分布规律

3. 人群分布

（1）性别及年龄分布：97例病例中，男53例，女44例，男女性别比例 1.20 ：1，发病以男性居多。平均年龄（46.34±9.02）岁，最小为 1 岁 5 个月，最大为 73 岁。女性平均年龄为（46.27±8.19）岁，男性平均年龄为（46.40±9.48）岁，发病多数分布在 30～60 岁年龄段。经卡方检验，不同性别年龄分布无统计学意义（P=0.0532＞0.05）。

（2）职业分布：本组资料中农民 57 例，占发病人数的 58.76%，普通职员 17 例，退休人员 14 例，学生 3 例，从事个体工作者、公务员、工人各 2 例。

（3）民族分布：本组 97 例病例中汉族患者 83 例，占发病人数的 85.57%；回族患者 14 例，占发病人数的 14.43%。

4. 接触史

本组 97 例病例中 46 例家中养羊，17 例为不明原因者，23 例为从事宰羊或贩羊职业者，7 患者居住地周围有养羊者，4 例患者喜食羊肉。

（二）临床特点分析

1. 临床症状特点

97 例患者中有 81 例发热，最高体温大于 39 ℃者 39 例，占发热人数的 48.15%，最高体温在 38～39 ℃范围内者 32 例，最高体温小于 38 ℃者 10 例。反复发热时间大于 3 周患者 45 例，占发热人数的 46.39%，发热时间在 1～3 周范围内者 25 例，发热时间小于 1 周者 11 例。本组病例有 63 例患者出现关节疼痛，累及 2 个以上关节者 37 例，占关节疼痛人数的 58.73%，仅累及 1 个关节者 26 例。关节疼痛部位固定不变者 56 例，关节疼痛部位呈游走性者 7 例，累及腰椎者 34 例，占关节疼痛人数的 53.97%，累及膝关节者 28 例，占关节疼痛人数的 28.87%，累及髋关节 12 例，累及颈椎者 6 例，其他关节者 20 例。97 例患者中伴汗出者 47 例，大汗出，可浸透衣被者 35 例，微微汗出者 10 例。97 例患者中乏力者 45 例，轻度乏力，可从事轻体力工作者 23 例，中度乏力，勉强日常活动者 19 例，终日不愿活动者 3 例。本组患者伴畏寒者 41 例，微微畏寒者 31 例，畏寒显著，欲加衣被者 10 例。97 例布鲁氏菌病病患者中消化系统症状以食欲下降为主，占发病人数的 42.27%，伴恶心者 14 例，呕吐者 4 例，腹胀者 3 例，腹痛者 3 例。呼吸循环系统症状以咳嗽咯痰为主，占发病人数的 12.37%，伴喘憋者 4 例，心慌者 2 例，胸闷者 2 例。另外伴烦躁者 47 例，肌肉酸痛者 20 例，头痛者 17 例，其中轻度头痛者 12 例，失眠者 7 例，头晕者 6 例，睾丸痛者 2 例。

表 1 临床症状统计

临床症状	例数	百分比	临床症状	例数	百分比
常见症状			呼吸循环系统症状		
发热	81	83.51%	咳嗽咯痰	12	12.37%
关节疼痛	63	64.95%	憋喘	4	4.12%
汗出	47	48.45%	心慌	2	2.06%
乏力	45	46.39%	胸闷	2	2.06%
畏寒	41	42.27%	其他伴随症状		
消化系统症状			烦躁	47	48.45%
食欲下降	41	42.27%	肌肉酸痛	20	20.62%
恶心	14	14.43%	头痛	17	17.53%
呕吐	4	4.12%	失眠	7	7.22%
腹胀	3	3.09%	头晕	6	6.19%
腹痛	3	3.09%	睾丸痛	2	2.06%

2. 体格检查

本组 97 例患者中，52 例因累及关节，出现被动体位，关节活动受限。8 例累及淋巴结，其中 2 例患者累及颈部淋巴结如鸭蛋大小，质地韧，活动度良好，明显触痛。2 例患者肝肿大，1 例患者脾肿大。

3. 实验室检查

本组 97 例患者，多伴白细胞轻度下降，与联合应用多种抗生素有关，个别患者白细胞下降明显，最低达 $1.62 \times 10^9/L$，白细胞明显升高者多合并肺炎等感染。处于急性期的患者 PCT（降钙素原）、血清铁、C 反应蛋白、血沉等炎症指标多升高。4 例患者伴血小板下降，最低值达 $65 \times 10^9/L$。伴肝功能损伤者 45 例，占发病人数的 46.39%，谷丙转氨酶最高达 945 U/L，谷草转氨酶最高达 1485 U/L，3 例患者胆红素轻度异常，均以直接胆红素为主。白蛋白下降者 16 例，占发病人数的 16.49%，与反复发热消耗有关。9 例出现肾小球滤过率一过性下降，最低者达 73.15mL/min，肌酐、尿素氮、胱抑素 C 指标均在正常范围内。伴有蛋白尿者 34 例，3 "+" 者 12 例，占出现蛋白尿人数的 35.29%，经治疗后均恢复正常。血培养阳性者 67 例，占发病人数的 69.07%。

表 2 实验室检测指标

实验室检测	最小值	最大值	中位数
白细胞 ($10^9/L$)	1.62	11.93	4.30
中性粒细胞数 ($10^9/L$)	0.31	8.71	2.03
中性细胞比率 %	15.10	94.80	56.60
PCT	0.02	3.06	0.29
铁蛋白	8.72	2000	451.82
C 反应蛋白	0.15	669.1	31.11

实验室检测	最小值	最大值	中位数
血沉	5	89	25
血小板	65	310	146
谷丙转氨酶 (U/L)	6	945	62
谷草转氨酶 (U/L)	10	1485	58
白蛋白 (g/L)	19.50	44	33.89
肾小球滤过率 (mL/min)	73.15	194.32	119.44

4. 诊治情况与转归

97 例患者入院前误诊率为 96%，诊断感冒者 56 例，占发病人数的 57.7%，另外有诊断肝损害、肺炎、腰椎结核、腰椎间盘突出、淋巴结炎、脊柱炎、风湿热等，经确诊布鲁氏菌病后，给予营养支持、对症及抗菌等综合治疗。针对布鲁氏菌住院期间治疗，≤8 岁患儿，采用利福平、复方磺胺甲恶唑联合头孢曲松治疗，出院后采用利福平联合复方磺胺甲恶唑一线治疗，＞8 岁患者采用利福平、盐酸多西环素联合头孢曲松治疗，合并关节痛者，加用阿米卡星，合并脑炎者，加用复方磺胺甲恶唑，给予脱水等对症治疗，或可给予少量地塞米松治疗，适当延长治疗疗程，出院后采用利福平联合盐酸多西环素继续治疗，6 周为 1 疗程，3～5 个疗程，定期检测血常规、肝功、肾功。治疗后患者身体状况改善，体温、肝功能等恢复正常，平均住院日为 3 周，最长住院时间为 90 天，均好转出院，随访无复发。

三、讨论

布鲁氏菌是呈球杆状的革兰氏阴性菌，没有鞭毛，不形成芽孢或荚膜，侵袭性很强，可通过呼吸道、皮肤或消化道等传播[4]。感染布鲁氏菌的牛、羊、猪等是主要的传染源，在中国，尤其是中国北方以病羊为主要传染源[5]。布鲁氏菌病患者多有牛羊接触史，本组 97 例病例中有明确牛羊或牛羊肉接触史者占 82.47%，46 例家中养羊，23 例为从事宰羊或贩羊职业者。布鲁氏菌病多见于牧区，城镇地区散发，但近些年该病逐渐向城镇蔓延，感染方式也呈多样化，本组病例中有 17 例患者无直接的病畜接触史。本病全年均可发病，本组病例以春夏季为最多，与文献报道一致[6]，可能与动物的产羔期有关。

布鲁氏菌病又称波状热，体温持续上升到 39 摄氏度或以上，发热几日后逐渐下降，数日后又再次发热。近年发热规律已有所改变，即由波状热型向低热、不规则热型转变，同时出现慢性化及多种疾病并存现象，应予以重视[7]。该病患者多伴大汗出，夜间出汗明显增多，体温下降时更为明显，常可湿透衣裤，使患者感到紧张、烦躁，甚至影响睡眠。该病主要累及大关节，腰椎为最常见感染区域（L4—L5，L5—S1 多见）[8]，其次膝关节、颈椎、髋关节也不少见，病变以关节破坏和局部脓肿形成为主[9]。多为病变部位固定性疼痛，少数为游走性疼痛。

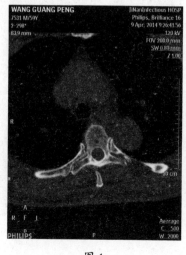
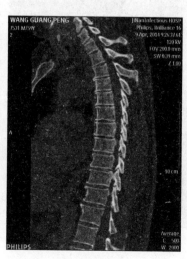

图 1   图 2

◇图1　胸椎横断层CT显示：椎体内类圆形骨质破坏区，边缘轻度硬化。

◇图2　胸椎矢状位CT显示：多个胸椎椎体内小类圆形骨质破坏区，边缘轻度硬化。

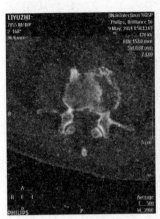 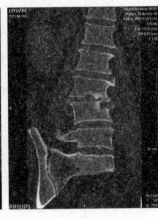 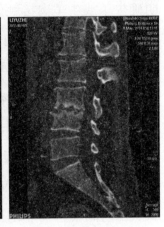

图3　　　　　　　　图4　　　　　　　　图5

◇图3、4、5为同一病人横轴位、冠状位及矢状位CT，示：椎体大片状骨质破坏，椎体边缘见新生骨赘，与椎体分界较清，L3、L4椎体相对缘骨质破坏，病灶边缘见硬化边，L3/4椎间隙变窄。

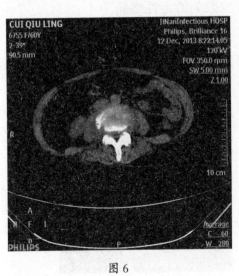 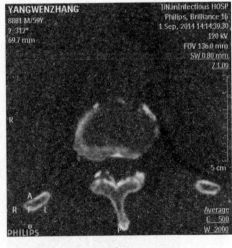

图6　　　　　　　　　　　　　图7

◇图6　CT软组织窗显示：椎旁周围软组织肿胀，压迫邻近腰大肌。

◇图 7　CT 骨窗显示：腰椎小关节骨质边缘部分破坏，边缘骨质硬化。

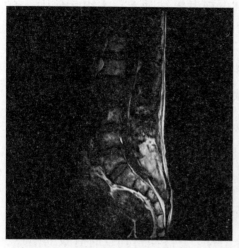
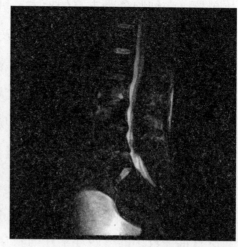

图 8　　　　　　　　　　　　　　图 9

◇图 8、9 分别为 T1WI、T2WI 矢状位，示：椎体边缘骨质增生，L4/5 椎间隙变窄，L2、L3 椎体及 L4、L5 椎体相对缘见斑片状长 T1 略长 T2 异常信号。

　　布鲁氏菌病又称"懒汉病""爬床病"，常伴有乏力，程度不一，且疲乏感不易消除，严重者萎靡不振，难以胜任本职工作。本组患者中乏力者 45 例：轻度乏力，可从事轻体力工作者 23 例；中度乏力，勉强日常活动者 19 例，终日不愿活动者 3 例。

　　布鲁氏菌具有泛嗜性，几乎所有的组织器官均可被侵犯[10]，累及呼吸系统可出现咳嗽咯痰、胸闷等症状，累及消化系统可见食欲下降、恶心、呕吐等临床表现。神经型布鲁氏菌病发生率为 1.7%～10%，病死率为 0～7%[11]，以周围神经受累多见，中枢神经系少见[12]。颅神经可受累，其中听神经和外展神经最易受累[13]，本组资料中有 1 例患者累及右侧外展神经，出现右眼内斜视。可累及泌尿生殖系出现睾丸疼痛，本组资料中有 2 例患者伴睾丸痛，这也是布鲁氏菌病特征性症状之一[14]。部分患者可出现肝功异常，布鲁氏菌病常侵犯单核巨噬细胞系统，肝脏是人体单核巨噬细胞最为丰富的地方。可出现淋巴结肿大，本组病例中，有8例累及淋巴结，其中2例患者累及颈部淋巴结如鸭蛋大小，质地韧，活动度良好，明显触痛。另外，布鲁氏菌病趋向慢性化，常伴有精神抑郁、失眠、注意力不集中等精神症状。

布鲁氏菌为胞内寄生菌，且容易形成肉芽肿，药物只有进入细胞内才能发挥作用，临床上常多种抗生素足量、足疗程联合应用，以提高疗效，减少复发和防止耐药菌株的产生[15]。多种抗生素联合应用容易出现肝肾毒性等不良反应，指南中选择了更为安全的喹诺酮类、头孢类，以及相对肝肾毒性较小的多西环素片剂联合治疗。急性期得到及时有效的治疗，90%以上患者可以痊愈[16]，慢性病患者治疗疗程需要适当延长，临床医生应该引起重视。

参考文献

［1］杨绍基，任红. 传染病学（7版）[M]. 北京：人民卫生出版社，2008.

［2］殷文武，杨维中. 人间布鲁氏菌病综合防治方法与实践[M]. 北京：北京大学医学出版社，2012：1-5.

［3］王芸，李云华，李明娥. 不典型布氏杆菌病2例[J]. 山东大学学报（医学版），2012，50（11）：131-132.

［4］杨朝阳. 25例布氏杆菌病的临床分析[J]. 医药论坛杂志，2015，36(12)：82-83.

［5］王复昆，李建伟. 布氏杆菌病187例流行病学调查及临床特点分析[J]. 中国医药科学，2013，3（15）：67-68.

［6］梁鹏，郑伟，姜爱波等. 布鲁氏杆菌临床探讨[J]. 中国伤残医学，2014，22(02)：163-164.

［7］刘佳，付成涛，陈晓红．布氏杆菌病229例临床分析[J]．浙江大学学报（医学版），2012，41（06）：677-680+688．

［8］Ekici MA，Ozbek Z，gokolu A，et al．Surgical management of cervical Spinal epidural ab－scess caused by Brucella melitensis：report of two cases and review of the literature[J]．ko－rean neurosurq Soc，2012，51（6）：383-387．

［9］唐丽丽，刘白鹭，舒圣捷等．布氏杆菌病性脊柱炎的影像学诊断[J]．中国医学影像学杂志，2013，21(06)：414-416．

［10］李静．31例布鲁杆菌病患者临床特点及实验室检查分析[J]．国际检验医学杂志，2016，37（13）：1864-1865．

［11］Akdeniz H，Irmak H，Anlar O，et al．Central nervous system brucellosis：presentation，diagnosis and treatment [J]. JInfect，1998，36(3)：297-301．

［12］张丹．6例神经型布氏杆菌病临床特点与分析[J]．内蒙古医学杂志，2012，44（11）:1334-1335．

［13］Hanefi Cem gul，Hakan Erdem，Semai Bek．Overview of neuro-brucellosis：a pooled analysis of 187 cases [J]．International Journal of Infectious Diseases，2009，13（6）：339-343．

［14］王云钊．中华影像医学：骨肌系统卷 [M]．北京：人民卫生出版社，2002：290-291．

［15］邹洋，冯曼玲，王非等．布氏杆菌病药物治疗现状分析[J]．中国全科医学，2012，15（20）：2332-2335．

［16］华文浩，万钢，徐新民等．2008~2014年228例布鲁氏杆菌感染患者流行趋势分析[J]．国际检验医学杂志，2016，37（01）：45-46+48．

后　记

　　书中每个章节涉及本人医案的方药用量，是本人在长期的临床工作和学习，以及与医界同道的学术交流中，不断实践、认识，再实践、再认识，逐步形成并临证体会所得，期待给予广大读者以启发、借鉴，但切不可盲目仿效、对号入座，要视病机之演变，病情之轻重灵活化裁，随证加减。若能做到进退自如，出神入化，解百姓之病痛，除黎民之沉疴，则为"苍生大医"。

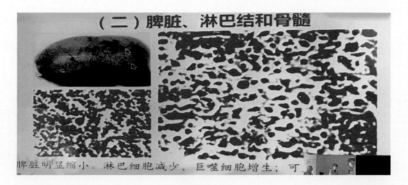

（二）脾脏、淋巴结和骨髓

脾脏明显缩小。淋巴细胞减少，巨噬细胞增生；可

彩插 1-1

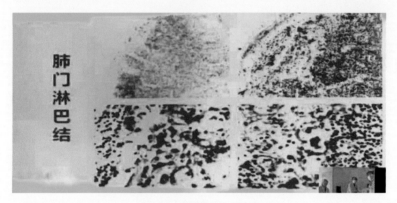

肺门淋巴结

彩插 1-2

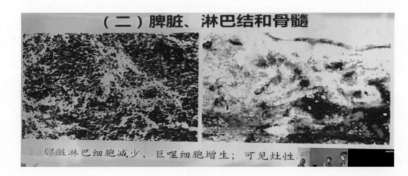

（二）脾脏、淋巴结和骨髓

脾脏淋巴细胞减少，巨噬细胞增生；可见灶性

彩插 1-3

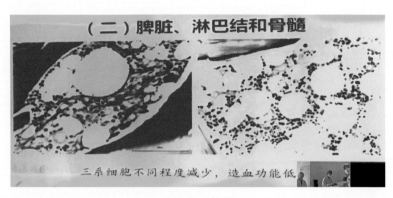

彩插 1-4

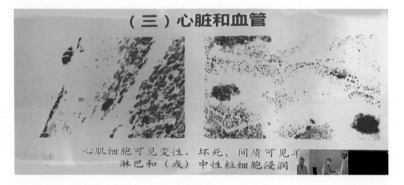

彩插 1-5

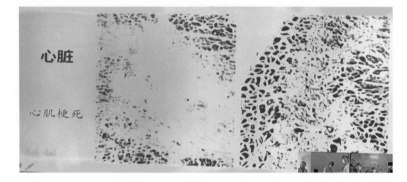

彩插 1-6

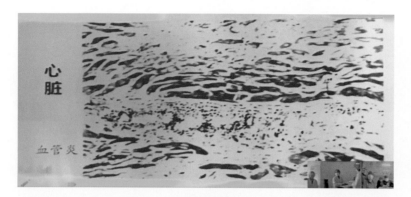

彩插 1-7

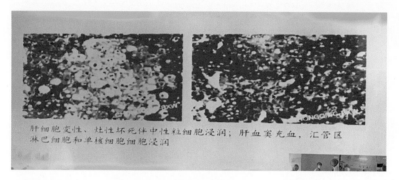

肝细胞变性、灶性坏死伴中性粒细胞浸润；肝血窦充血，汇管区淋巴细胞和单核细胞细胞浸润

彩插 1-8

（五）肾脏

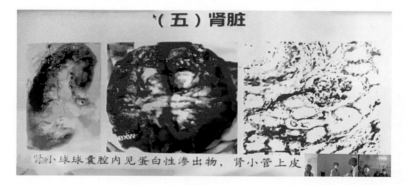

肾小球球囊腔内见蛋白性渗出物，肾小管上皮

彩插 1-9

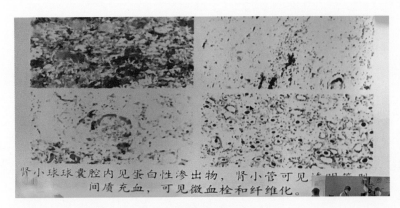

肾小球球囊腔内见蛋白性渗出物，肾小管可见透明管型，间质充血，可见微血栓和纤维化。

彩插 1-10

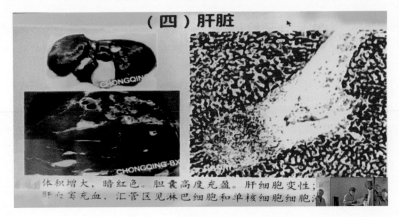

体积增大，暗红色。胆囊高度充盈。肝细胞变性；肝窦充血，汇管区见淋巴细胞和单核细胞细胞浸润。

彩插 1-11

彩插 1　新冠病毒侵袭靶器官的病理改变图（该系列图片为作者在参加的山东省卫生健康委员会为省专家组成员培训新冠肺炎诊疗指南会议上拍摄）

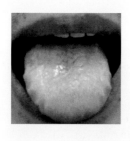

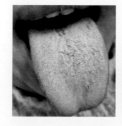 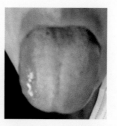

彩插3-1（入院）　彩插3-2（出院）

彩插2　丁某某患病舌象　　彩插3　邢某某入院和出院时的舌象

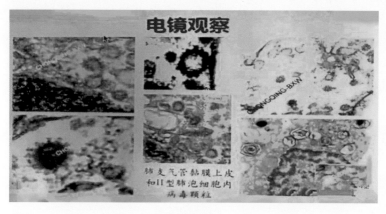

彩插4-1

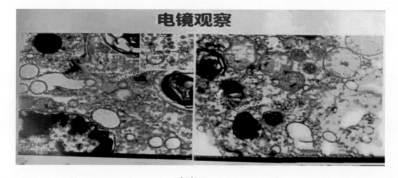

彩插4-2

彩插4　电子显微镜下于患者细支气管上皮和Ⅱ型肺泡上皮细胞中观察到的冠状病毒颗粒（图片拍摄同彩插1）

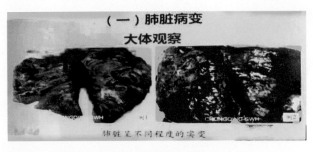

彩插 5-1

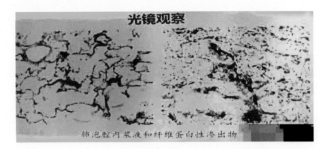

彩插 5-2

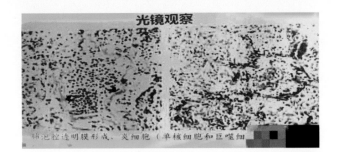

彩插 5-3

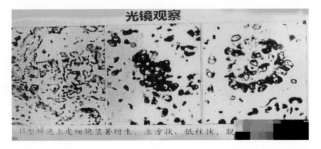

彩插 5-4

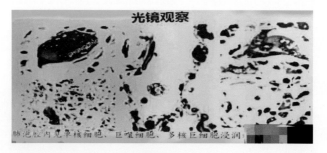

彩插 5-5

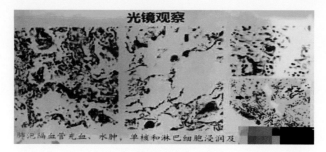

彩插 5-6

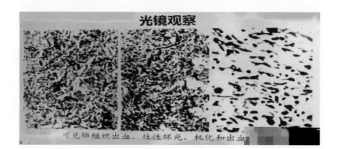

彩插 5-7

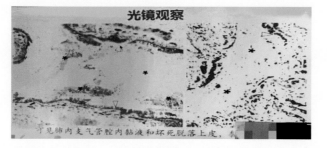

彩插 5-8

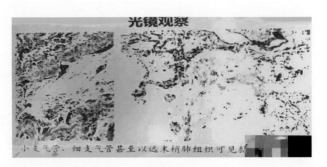

彩插 5-9

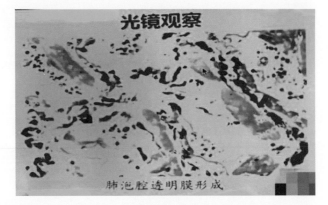

彩插 5-10

彩插 5　新冠肺炎患者肺组织的病理学观察（图片拍摄同彩插 1）

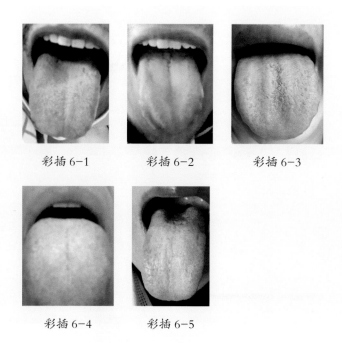

彩插6-1　　　　　彩插6-2　　　　　彩插6-3

彩插6-4　　　　　彩插6-5

彩插6　某外来输入确诊患者治疗前后舌象变化图

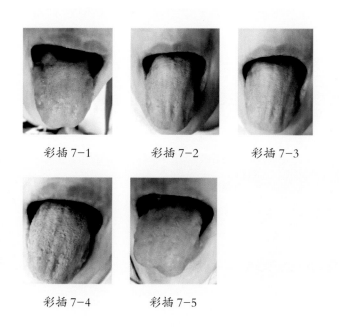

彩插7-1　　　　　彩插7-2　　　　　彩插7-3

彩插7-4　　　　　彩插7-5

彩插7　"德尔塔"患者治疗过程舌象变化图

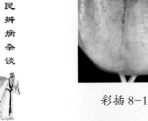
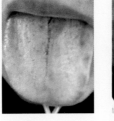
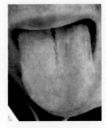
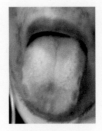

彩插 8-1　　　　彩插 8-2　　　　彩插 8-3　　　　彩插 8-4

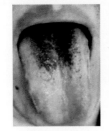
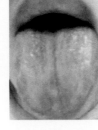
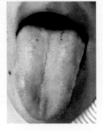
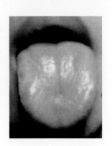

彩插 8-5　　　　彩插 8-6　　　　彩插 8-7　　　　彩插 8-8

彩插 8　新型冠状病毒肺炎重型患者整个治疗过程舌象变化图

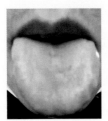

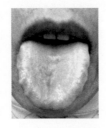

彩插 9-1　　　　彩插 9-2

彩插 9　新冠肺炎患者舌象图

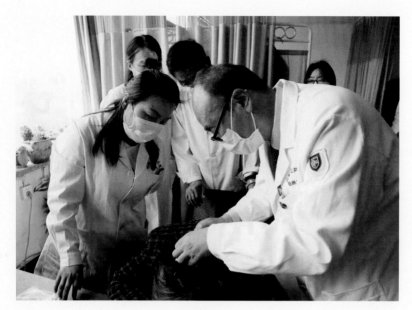

彩插 10-1

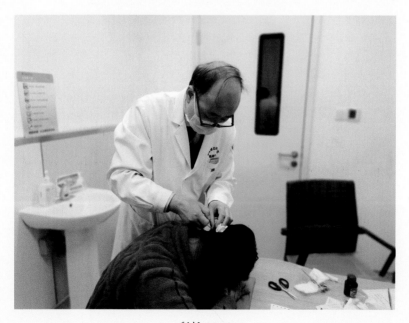

彩插 10-2

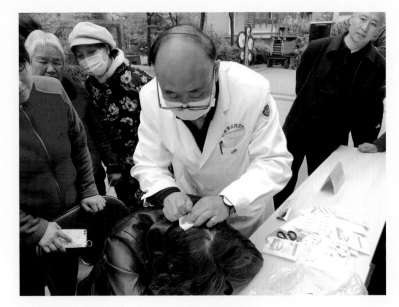

彩插 10-3

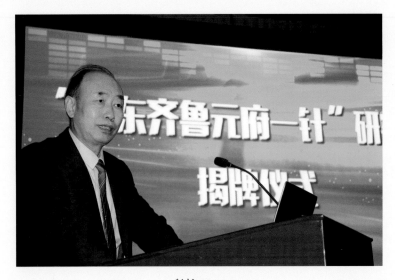

彩插 10-4

彩插 10 "齐鲁元府一针"诊治及相关图